·大国医用药心法丛书·

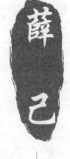

薛己 用六味丸

李成文　刘桂荣◎总主编

辛　宁　于志浩◎主编

U0130042

中国健康传媒集团

中国医药科技出版社

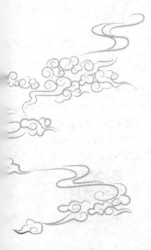

内 容 提 要

　　明代著名医家薛己拓展了钱乙"地黄丸"的应用范围，并将之广泛应用于治疗内、外、妇、儿各科病证，使补肝肾的理念得以贯穿于疾病治疗过程中，对后世有很大影响。本书第一章简单介绍了六味丸的由来，第二至第五章收录了薛己用六味丸治疗临床各科疾病的医案医论。全书内容实用，资料详尽，适合广大中医临床工作者阅读。

图书在版编目（CIP）数据

　　薛己用六味丸/辛宁，于志浩主编 . —北京：中国医药科技出版社，2021. 12

　　（大国医用药心法丛书）

　　ISBN 978 - 7 - 5214 - 2870 - 4

　　Ⅰ. ①薛… Ⅱ. ①辛… ②于… Ⅲ. ①丸剂 - 中药疗法 Ⅳ. ①R243

　　中国版本图书馆 CIP 数据核字（2021）第 252238 号

美术编辑　陈君杞
版式设计　友全图文

出版　**中国健康传媒集团**｜中国医药科技出版社
地址　北京市海淀区文慧园北路甲 22 号
邮编　100082
电话　发行：010 - 62227427　邮购：010 - 62236938
网址　www. cmstp. com
规格　880 × 1230mm $^1/_{32}$
印张　4 $^3/_8$
字数　120 千字
版次　2021 年 12 月第 1 版
印次　2021 年 12 月第 1 次印刷
印刷　三河市万龙印装有限公司
经销　全国各地新华书店
书号　ISBN 978 - 7 - 5214 - 2870 - 4
定价　**26. 00 元**

获取新书信息、投稿、为图书纠错，请扫码联系我们。

《大国医用药心法丛书》

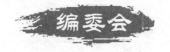

编委会

总主编 李成文　刘桂荣

编　委（按姓氏笔画排序）

李　萍　李成年　杨云松

谷建军　胡方林　胡素敏

戴　铭

《薛己用六味丸》

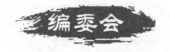

编委会

主　编　辛　宁　于志浩

主　审　刘桂荣

副主编　刘　巍　李文华　韩慧莹

编　委　（按姓氏笔画排序）

于志浩　王新彦　刘　巍

孙海洋　李文华　辛　宁

高　洋　韩慧莹　潘琳琳

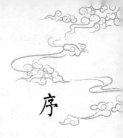

序

中医药是中华民族优秀文化的瑰宝，千年来赓续不绝，不断发扬光大，一直护佑着中国人民的健康，庇佑中华民族生生不息，并在世界范围内产生着越来越大的影响力和吸引力。中医药在数千年的发展中，涌现出众多的医家。正是这一代代苍生大医，使得中医药学世代传承，汇成了川流不息的文化长河，为中华民族的繁衍和百姓的健康提供了保障，功不可没。历史长河中的名家圣手，穷尽一生的努力，留下了毕生心血实践的理论及光辉的著作，不仅是中华民族更是全人类的宝贵财富。以四大经典为代表的典籍为中医理论体系奠定了基础，历代医家不断研究和阐发，使之不断充实、提高、发展。他们以继承不泥古、发扬不离宗的精神繁荣着中医学。当前，中医药发展虽然面临"天时、地利、人和"的大好局面，但我们对于中医理论的系统学习和创新研究还很迟缓，远未满足中医药事业发展的需要，以及社会进步和人民群众的需求。如何按照中医药自身发展的规律来加快理论创新，促进学术进步，是我们这一代中医学者面临的艰巨任务。历代前贤已经积累了丰富而实用的学术理论和实践经验，并形成了独到的临床诊疗技艺，但却还没有得到很好的传承，继承不足，创新也就缺乏动力，制约着中医药事业的持续健康发展。

幸运的是，我们党和政府高度重视中医药工作，特别是党的十八大以来，以习近平同志为核心的党中央把中医药工作摆在更加突出的位置，出台了一系列推进中医药事业发展的重要政策和措施，中医药改革发展取得显著成绩。在抗击新冠肺炎疫情过程中，中医药的应用取得了令人信服的成效，中医药方案具有独特性、可及性、社会性、安全性、经济性、多样性六大优势，获得了社会各界的普遍认可。古老的中医药历久弥新，正在被越来越多的人所接受。

《"健康中国2030"规划纲要》提出，实施中医药传承创新工程，重视中医药经典医籍研读及挖掘，全面系统继承历代各家学术理论、流派及学说，不断弘扬当代名老中医药专家学术思想和临床诊疗经验，挖掘民间诊疗技术和方药，推进中医药文化传承与发展。这也是本丛书策划出版的初心和宗旨。

本丛书精选了自金元时期至清代共10位杰出医家，系统整理了他们独特的方药应用和临证经验。这些医家皆为应用方药具有代表性或学术特色突出的医家，论治疾病经验丰富，常于平淡之中见神奇，论述平实且切合临床实际；其所记录医案众多而真实，其治法方药均可师可法，治疗思路颇具启发性。

本次整理研究，是在反复阅读原著、把握全局的基础上，对医家的学术经验进行了全面探讨，尽量反映其临证思维方法，还原其用药思路、方法和规律，全书收罗广博、条分缕析，详略适中，有利于读者掌握医家应用方药的原理及临床运用规律，以适应当前临床实际的需要。

丛书内容完全出自医家原著，最大限度地反映医家本人的经验论述，不添加任何现代人的观点和评价，希望读者读来能有原汁原味、酣畅淋漓的感觉。另外，凡入药成分涉及国家禁猎和保护动物的（如犀角、虎骨等），为保持古籍原貌，原则上不改。但在临床运用时，应使用相关替代品。

本丛书的参编涉及全国多所高等中医院校及医疗机构的多位专家、学者。全体作者历时5年，怀着对中医药事业的赤子之心，在中医药传承道路上，默默奉献，以实际行动切实履行了"继承好、发展好、利用好"中医药学术的重大使命。

希望丛书能成为中医药院校在校学生和中医、中西医结合医生的良师益友；成为医疗、教学、科研机构及各图书馆的永久珍藏。

由于种种原因，丛书难免有疏漏之处，敬请读者不吝批评指正，以利于本书修订和完善。

在此衷心感谢中国医药科技出版社的大力支持！

丛书编委会
2021年9月

前言

薛己（1487—1559年），中国明代医学家。自幼继承家训，精研医术，学验俱丰，一生著作宏富，涉及内、外、妇、儿、骨伤等各科。

薛己继承了《黄帝内经》中重视先天之本的学术思想，并深受钱乙和朱丹溪等医家的影响，临证重视肾阴，创造性地提出了"滋其化源"的学术思想。在其著作中多处引用钱乙及丹溪先生的观点以阐述自己对疾病的认识。薛己拓展了钱乙"地黄丸"的应用范围，将之广泛应用于内、外、妇、儿等各科，并将"地黄丸"更名为"六味丸""六味地黄丸"等，使补肝肾的理念得以贯穿于疾病治疗过程中，对后世有很大影响。

六味丸组方本于张仲景《金匮要略》所载崔氏八味丸（也称肾气丸）。钱乙认为小儿为纯阳之体，无须益火，将《金匮》肾气丸除去桂、附，更名为"地黄丸"。薛己承用其方，并改名为"六味丸"，别名地黄丸、肾气丸。在《正体类要》中，将地黄丸的名字前冠以"六味"，于是"六味地黄丸"之名流传于世。故本书中既有六味丸，又有肾气丸、地黄丸、六味地黄丸等方名，实属一方，且以"六味丸"之名所用最多。

为了使读者能系统地学习薛己对六味丸的应用经验，我们将薛己著作中关于六味丸的论述集中成册，编成本书。在编写过程中保持著作原貌，不掺杂任何现代观点和论述，为的是保证读者能原汁原味地学到薛己应用六味丸的经验。

本书第一章简单介绍了六味丸的由来，第二至第五章收录了薛己用六味丸治疗临床各科疾病的医案医论。另外，薛己在应用六味丸时，常与其他方剂合用，为方便读者阅读，我们将这些方剂集中收于附录中。限于作者水平有限，书中难免有不妥之处，还请读者指正。

编者

2021年10月

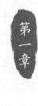

第一章

六味丸概述

六味丸最早起源于《金匮要略》肾气丸，后钱乙认为小儿纯阳，无须益火，将《金匮要略》肾气丸除去桂、附，更名为"地黄丸"。薛己承用钱乙之方，并改名为"六味丸"，别名地黄丸、肾气丸。在《正体类要》中，又将地黄丸的名字前冠以"六味"，于是"六味地黄丸"之名流传于世。

一、源于《金匮要略》肾气丸

（一）肾气丸组成

干地黄八两　薯蓣四两　山茱萸四两　泽泻三两　茯苓三两　牡丹皮三两　桂枝　附子炮，各一两

上八味，末之，炼蜜和丸梧子大，酒下十五丸，加至二十五丸，日再服。

（二）《金匮要略》肾气丸的应用

《金匮要略》关于肾气丸的记载共有五处，分别使用过八味肾气丸、肾气丸、崔氏八味丸等方名。主治病证如下：

（1）《金匮要略·中风历节病脉证并治第五》崔氏八味丸　治脚气上入，少腹不仁。

（2）《金匮要略·血痹虚劳病脉证并治第六》八味肾气丸　虚劳腰痛，少腹拘急，小便不利者，八味肾气丸主之。

（3）《金匮要略·痰饮咳嗽病脉证并治第十二》肾气丸　夫短气有微饮，当从小便去之，苓桂术甘汤主之。肾气丸亦主之。

（4）《金匮要略·消渴小便不利淋病脉证并治第十三》肾气丸

男子消渴，小便反多，以饮一斗，小便一斗，肾气丸主之。

（5）《妇人杂病脉证并治第二十二》肾气丸　问曰：妇人病，饮食如故，烦热不得卧而反倚息者，何也？师曰：此名转胞，不得溺也，以胞系了戾，故致此病。但利小便则愈，宜肾气丸主之。

以上五病，症状虽异，但病机相同，都是肾阳亏虚、气化功能减退，所以治法相同，均用肾气丸温肾化气治疗。

二、钱乙创制地黄丸

（一）地黄丸组成

治肾怯失音、囟门不合、神不足、目中白睛多、面色㿠白等。

熟地黄炒，秤八钱　山萸肉　干山药各四钱　泽泻　牡丹皮　白茯苓去皮，各三钱

上为末，炼蜜丸，如梧子大，空心，温水化下三丸。

（二）钱乙应用地黄丸的经验

钱乙在《小儿药证直诀·卷上·脉证治法·肾虚》记载："儿本虚怯，由胎气不成，则神不足，目中白睛多，其颅即解（囟开也），面色㿠白。此皆难养，纵长不过八八之数。若恣色欲多，不及四旬而亡。或有因病而致肾虚者，非也。又肾气不足，则下窜，盖骨重惟欲坠于下而缩身也。肾水，阴也。肾虚则畏明，皆宜补肾，地黄丸主之。"

钱乙认为小儿肾脏多虚，提出"肾主虚，无实也"的理论，针对小儿肾虚之证，设立地黄丸一方。"地黄丸"脱胎于《金匮要略》所载的肾气丸，但钱乙认为小儿纯阳，无须益火，故地黄丸立方将肾气丸之桂、附去掉，将干地黄改为熟地，使方剂的重心从温阳之剂转变为养阴之药，更加适合小儿体质。自地黄丸创立之后，后世对其应用甚广，成为后世滋补肾阴的代表方。钱乙创立"地黄丸"主要用于滋补肝肾，主治目无精光、肾怯失音、肝肾疳证等。其经验如下：

1. 补肾

《小儿药证直诀·卷上·脉证治法·目内证》："无精光者，肾虚也，地黄丸主之。"

《小儿药证直诀·卷上·脉证治法·肝有风甚》："……当补肾治肝。补肾，地黄丸；治肝，泻青丸主之。"

《小儿药证直诀·卷上·脉证治法·肾怯失音相似》："病吐泻大病后……此非失音，为肾怯，不能上接于阳故也。当补肾，地黄丸主之。"

《小儿药证直诀·卷上·脉证治法·诸疳》："肾疳，极瘦，身有疮疥，当补肾，地黄丸主之。"

《小儿药证直诀·卷上·脉证治法·诸疳》："骨疳，喜卧冷地，当补肾，地黄丸主之。"

2. 补肝

《小儿药证直诀·卷上·脉证治法·日午发搐》："……当补肝治心。治心，导赤散，凉惊丸；补肝，地黄丸主之。"

《小儿药证直诀·卷上·脉证治法·诸疳》："肝疳，白膜遮睛，当补肝，地黄丸主之。"

《小儿药证直诀·卷上·脉证治法·诸疳》："筋疳，泻血而瘦，当补肝，地黄丸主之。"

3. 补肝肾

《小儿药证直诀·卷上·脉证治法·肺病胜肝》："……补肝肾，地黄丸。"

三、薛己六味丸的组方及应用

自"地黄丸"创立以来，医家认为地黄丸仅为治疗小儿五迟等疾病的方剂，直到薛己后来对地黄丸的发挥，此方剂才逐渐为后人所重视。薛己承钱乙之学说，临证重视肾阴。在应用方面，薛己拓展了钱乙"地黄丸"的应用范围，将"地黄丸"广泛应用于内、外、妇、儿等各科。并且，薛己首次将"地黄丸"更名为"六味丸"，并在《正体类要》中首次提出了"六味地黄丸"的方名。六味丸，又名地黄丸，又名肾气丸，又名六味地黄丸，不同的名称散见于薛己各部著作中，以"六味丸"称谓最多。

（一）六味丸组成

六味丸，一名地黄丸，一名肾气丸。

治肾经不足、发热作渴、小便淋秘、气壅痰嗽、头目眩晕、眼花耳聋、咽燥舌痛、齿牙不固、腰腿痿软、自汗盗汗、便血诸血、失音、水泛为痰、血虚发热等症。其功不能尽述。

熟地黄八两，杵膏　山茱萸肉　干山药四两　牡丹皮　白茯苓泽泻各三两

上各另为末，和地黄加炼蜜，丸桐子大，每服七八十丸，空心食前，滚汤下。

（二）薛己应用六味丸的经验

考薛己六味丸之应用，其主治病证可概括为以下几个方面。

1. 肝肾阴虚

如《内科摘要》载："若前证果属肾经阴虚，亦因肾经阳虚，不能生阴耳……虚则补其母，当用补中益气、六味地黄以补其母。"

《正体类要·正体主治大法》云："筋骨作痛，肝肾之气伤也，用六味地黄丸。"

《校注妇人良方·卷二十四·妇人足跟疮肿方论第十一》云："凡肝经不足之证，尤当用之。盖水能生木故也。"

2. 肝经血少

根据五行生克的关系，应用滋化源的方法，用六味丸以治疗肝经血少之证。

如《女科撮要·经候不调》指出："肝经血少者，六味地黄丸。"

3. 肝经虚热血燥

如《保婴撮要·卷三·惊痫》中记载："治小儿肝经虚热血燥，或风客淫气而患瘰疬结核……其功不能尽述。"

4. 肾虚发热

薛己临证重视肾阴肾阳的平衡及相互化生，认为若肾经阴精不

足，阳无所生，虚火妄动；若肾经阳气燥热，阴无所生，虚火也易内动，所以临证会用六味丸治疗肾虚发热诸症。

如《保婴撮要·卷十七·痘疮发热属阴属阳之异》说："治肾虚痘疮发热作渴等症。"

《校注妇人良方·卷二十四·妇人足跟疮肿方论第十一》指出："此壮水制火之剂。夫人之生，以肾为主。人之病，多由肾虚而致者。此方乃天一生水之剂，无不可用。若肾虚发热作渴……又治肝肾精血不足虚热，不能起床。"

5. 肾虚水泛为痰

薛己视六味丸为"水泛为痰之圣药"，盖肾阴虚日久及阳，阳虚水泛，阴虚发热又炼液为痰，导致痰饮内生。

6. 朝夕补法

薛己临证根据自然界阳气变化之规律，采用朝夕补法，以图达到人体阴阳之平衡。

如"阳虚者，朝用六君子汤，夕用加减肾气丸；阴虚者，朝用四物汤加参、术，夕用加减肾气丸"等。

第二章

内科医案

第一节　肺系病证

一、咳嗽

武选汪用之，饮食起居失宜，咳嗽吐痰。用化痰发散之药，时仲夏，脉洪数而无力，胸满面赤，吐痰腥臭，汗出不止。余曰：水泛为痰之证，而用前剂，是谓重亡津液，得非肺痈乎？不信，仍服前药，翌日果吐脓，脉数，左三（疑为"寸"）右寸为甚。始信。用桔梗汤一剂，脓数顿止；再剂全止，面色顿白，仍于忧惶。余曰：此证面白脉涩，不治自愈。又用前药一剂，佐以六味丸治之而痊。（《内科摘要·卷上·脾肺亏损咳嗽痰喘等证》）

上舍史罗瞻之，每至春咳嗽，用参苏饮加芩、连、桑、杏乃愈。乙巳春患之，用前药益甚，更加喉喑，就治。左尺洪数而无力。余曰：此是肾经阴火刑克肺金，当滋化源。遂以六味丸料加麦门、五味、炒栀及补中益气汤而愈。（《内科摘要·卷上·脾肺亏损咳嗽痰喘等证》）

中书鲍希伏，素阴虚，患咳嗽，服清气化痰丸及二陈、芩、连之类，痰益甚；用四物、黄柏、知母、玄参之类，腹胀咽哑，右关脉浮弦，左尺脉洪大。余曰：脾土既不能生肺金，阴火又从而克之，当滋化源。朝用补中益气加山茱、麦门、五味，夕用六味地黄加五味子，三月余，喜其慎疾得愈。（《内科摘要·卷上·脾肺亏损

咳嗽痰喘等证》)

一妇人患前症，晡热内热，寒热往来，作渴盗汗，小便频数，其经两三月一行。此肝脾气血虚损。用八珍汤、六味丸各六十余剂，诸症渐愈，其经两月一行；仍用前二药，间以加味逍遥散，各三十余剂。后恚怒适经行，去血过多，诸症悉至，饮食少思，腹胀气促。用十全大补汤，数剂渐愈；仍用前药，调补渐愈。复因丧子，胸腹不利，食少内热，盗汗便血无寐，用加味归脾汤，仍兼前药而愈。(《校注妇人良方·卷六·劳嗽方论第十三》)

一妇人患前症，不时发热，或时寒热。或用清热之剂，其热益甚，盗汗口干，两足如炙，遍身皆热，昏愦如醉，良久，热止方苏，或晡热，至旦方止。此阴血虚而阳气弱也。余朝用六味丸料，夕用十全大补汤，月余诸症稍愈；更兼以补中益气汤，两月余而愈。(《校注妇人良方·卷六·劳嗽方论第十三》)

一妇人咳嗽胁痛，或用清肺化痰降火等剂，久不愈，更加内热晡热，若两胁或小腹内热，其咳益甚，小便自遗。余曰：此属肝经血虚火动。用六味丸加五味子滋肾水以生肝血，用补中益气生脾土以滋肺金而寻愈。(《校注妇人良方·卷六·妇人风痰积饮咳嗽方论第十五》)

大参李北泉，时唾痰涎，内热作渴，肢体倦怠，劳而足热，用清气化痰益甚。余曰：此肾水泛而为痰，法当补肾。不信，另进滚痰丸一服，吐泻不止，饮食不入，头晕眼闭。始信余。用六君子汤数剂，胃气渐复；即用六味丸月余，诸症悉愈。

疏曰：此案以时唾痰涎、内热作渴而言，似宜清气化痰之剂。然以肢体倦怠言之，则已属脾胃气虚矣；劳而足热言之，则已属肾水不足矣。合之时唾涎痰、内热作渴之症，岂非肾水少而为痰乎，乃进滚痰丸而气虚之证悉具，斯时胃气更急，故先六君以救胃气，后用六味以治本来也。然肾水之所以泛而为痰者，由脾胃土虚不能制水故耳。是以既欲补肾，当先补脾胃，相制正所以相济也。(《薛案辨疏·卷下·脾肺亏损咳嗽痰喘等证》)

上舍陈道复长子，亏损肾经，久患咳嗽，午后益甚。余曰当补脾土滋化源，使金水自能相生。时孟春，不信，乃服黄柏、知母之类，至夏吐痰引饮，小便频数，面目如绯。余以白术、当归、茯苓、陈皮、麦冬、五味、丹皮、泽泻四剂，乃以参、芪、熟地、萸肉为丸，俾服之诸症顿退。复请视，余以为信，遂用前药如常与之，彼仍不信，竟用别剂，卒致不起。

疏曰：此案既云亏损肾经，午后益甚，则知其为阴虚咳嗽也。无疑法当用六味丸治之。先生乃曰：当补脾土，诚以脾为至阴，又为金水二脏之本，故虽曰亏损肾经，以致久患咳嗽者，然必先补脾土，斯为治得其法。乃至服黄柏、知母而变症叠出，其脾土更虚矣。土虚则肺金同受其亏，故先用补养脾肺为重，而以茯苓、泽泻渗其小便，并降其阴火。而补肾之药，未之用也。及用丸药以熟地、萸肉，补肝肾仍用参、芪之品，究不忘脾肺二经，可谓得其源者矣。奈何世人一见咳嗽、午后发热益甚者，必先补肾滋阴，以致内热益增、饮食益减，而不知补脾一法，在补肾补肺之先也乎？（《薛案辨疏·卷下·脾肺亏损咳嗽痰喘等证》）

二、肺痈

一儒者患肺痈，鼻流清涕，咳吐脓血，胸膈作胀。此风邪外伤也。先用消风散加乱发灰，二服而鼻利；又用四君加芎、归及桔梗汤而愈。后因劳役，咳嗽吐脓，小便滴沥，面色黄白。此脾土不能生肺金，肺金不能生肾水也。用补中益气汤、六味地黄丸而愈。（《外科枢要·卷二·论肺疽肺痿十》）

一男子不时咳嗽，作渴自汗，发热便数。自用清肺降火、理气渗利之剂服之，反小便不通，面目赤色，唇裂痰壅，脾肺肾三脉浮大，按之而数。此足三阴亏损，不能相生，当滋化源，否则成痈矣。不信，仍用分利之药，后果患肺痈，余用桔梗汤及六味丸而愈。（《外科枢要·卷二·论肺疽肺痿十》）

第二节　脾系病证

一、便秘

一儒者，大便素结，服搜风顺气丸后，胸膈不利，饮食善消，面带阳色，左关尺脉洪而虚。余曰：此足三阴虚也。彼恃知医不信，乃服润肠丸，大便不实，肢体倦怠。余与补中益气、六味地黄月余而验，年许而安。若脾肺虚者，用补中益气汤；若脾经郁结者，用加味归脾汤；若气血虚者，八珍汤再加肉苁蓉；若脾经津液涸者，用六味丸；若发热作渴饮冷者，用竹叶黄芪汤；若燥在直肠，用猪胆汁导之；若肝胆邪侮脾者，用小柴胡加山栀、郁李、枳壳；若膏粱厚味积热者，用加味清胃散。亦有热燥阴结者，当审其因而治之，若复伤胃气多成败症。

疏曰：大便结者，法当润之攻之。然须看病从何来，如从外邪传里作结，或从热证干燥作结，其中有物，固宜用润攻之法。且有气血虚，虽有物不任润攻者，亦当于养气血之中，加润攻之品以出之。而此案云大便素结，不言病证所从来，则知非外邪传里所结，亦非热证干燥所结。而其所以素结者，岂非大便属水，水虚而大便为之素结耶？搜风顺气之品，既燥且耗致脾土亦虚矣。既燥且耗，不特水土虚，而肝为血藏，血亏而木亦虚矣。况症见胸膈不利，肝虚之明验；饮食不消，脾虚之明验；面带阳色，肾虚之明验；而脉现左关尺洪而虚者，岂非足三阴虚证乎？三阴既虚，而复用润肠丸，更伤脾气，所以大便不实，肢体倦怠也。夫脾气既衰，当先补气。故先用补中兼用六味，然至月余而验，年许而安甚矣。大便之不可轻易润也，而况攻乎？至所论阳结阴结，按仲景云脉有阳结阴结者，何以升之？曰其脉浮而数，能食不大便者，此为实，名曰阳结，期十七日当剧；其脉沉而迟，不能食，身体重，大便反硬，名曰阴结；期十四日当剧；东垣云阳结者散之、阴结者热之，所云虚秘冷秘即阴结也，所云实秘热秘即阳结也。（《薛案辨疏·卷下·脾

肺肾亏损大便秘结等证》）

一老儒素有风热，饮食如常，大便十七日不通，肚肠不胀，两尺脉洪大而虚。此阴火内烁津液。用六味丸二十余剂，至三十二日始欲去，用猪胆润而通利如常。

疏曰：凡大便不通者，须问小腹内急迫欲去否，欲去不能去之，不然虽半月一月不可去也。经云北方色黑入通于肾，开窍于二阴，故凡见年高色苍黑之人，每多便难症。此是肾阴虚竭之故，惟大补肾阴，少佐辛润之品，不厌频服，任其自通，方无他变。余常见年老虚脱人，大便久秘，颇亦无害，若峻药通之，未有不随毙也。如此案儒而云老，其肾自虚，风热素有，其水自涸，由是而大便不通，固已当知其不宜速去矣。而况饮食如常，无他症也；肚腹不胀，无急迫也；合之于脉，而两尺洪大而虚。此又肾水虚涸之明验，虽曰阴火，但补其水而火自退也。惟伤寒外邪传里作结，而大便秘者，宜速去，然亦当看其人气血虚实，为变通也。（《薛案辨疏·卷下·脾肺肾亏损大便秘结等证》）

一妇人年七十有三，痰喘内热，大便不通，两月不寐，脉洪大，重按微细。此属肝肺肾亏损。朝用六味丸，夕用逍遥散，各三十余剂，所进饮食计百余碗，腹始痞闷；乃以猪胆汁导之而通，用十全大补调理而安。若间前药，饮食不进诸症复作。

疏曰：案既曰肝肺肾亏，何以用药只顾肝肾而不顾肺也？且六味、逍遥朝夕并进之法，又似乎独重肝者，何也？要知七十有三之老妇，其肝阴常不足，而肝气多郁遏，则肺气亦郁遏矣，肝阴常不足，则肾阴亦不足矣。六味丸补其肝阴，即所以补其肾阴也；逍遥散散其肝气，即所以散其肺气也。故用药虽独重于肝，未尝不顾及肺肾。若以为肺虚必用补气之品，然所谓计所进饮食百余碗者，其气之不虚也，可知气虽不虚，而肝肾之阴实虚，故腹闷痞时，只用外导而不用内攻，一通之后，即投十全大补者，气因通而泄也。于此见气之不虚者，尚不宜攻其大便，而况气之虚者乎？于是知气之不虚者，大便既通，即当兼补其气，恐气泄而阴益亏也。（《薛案辨疏·卷下·脾肺肾亏损大便秘结等证》）

　　一儒者口干发热，小便频浊，大便秘结，盗汗梦遗，遂致废寝。用当归六黄汤二剂，盗汗顿止；用六味地黄丸，二便调和；用十全大补汤及前丸，兼服月余，诸症悉愈。(《内科摘要·卷上·肾虚火不归经发热等证》)

　　一妇人痰喘内热，大便不通，两月不寐，脉洪大，重按微细。此属肝肺肾亏损。朝用六味丸，夕用逍遥散，各三十余剂，计所进饮食百余碗，腹始痞闷。正前所谓血虚火烁也。以猪胆汁导而通之，用十全大补汤调理而安。(《校注妇人良方·卷八·妇人大便不通方论第六》)

　　一老妇人大便月余不通，痰喘内热，不得就枕，脉洪大，重按细微。朝用六味丸，夕用逍遥散，各五十余剂，计进饮食百余碗，小腹始闷。此火燥而消铄也，以猪胆汁润之，用十全大补而安。后仍不通，用八珍倍加肉苁蓉，常服而通。(《校注妇人良方·卷八·妇人泄痢秘结方论第八》)

二、呕吐

　　阳山之内，素善怒，胸膈不利，吐痰甚多，吞酸嗳腐，饮食少思，手足发热十余年矣。所服非芩、连、枳实，必槟、苏、厚朴。左关弦洪，右关弦数。此属肝火血燥，木乘土位。朝用六味地黄丸以滋养肝木，夕用六君加当归、芍药以调补脾土，不月而愈。癸卯年夏，患背疽症，属虚寒，用大温补之药而愈。乙巳年夏，因大怒，吞酸嗳腐，胸腹胀满。余以他往，旬日，或用二陈、石膏治，吐涎如涌，外热如灼，将用滚痰丸下之，余到诊之，脉洪大，按之如无。余曰：此脾胃亏损而发热，脾弱而涎泛出也。余用六君加姜、桂一盅，即睡。觉而诸症如失，又数剂而康。

　　疏曰：此十余年之证，皆属脾肝火郁，法当用加味逍遥，甚则用加味归脾之类治之奈何？所服皆寒凉之品，使脾气日削、肝火日少，究竟火不能清，而木土受困，非肝同补何能得愈？然何以不用逍遥、归脾之升发运行，而用六味、六君何也？盖逍遥为肝经郁火之方，归脾为脾经郁结之剂。而兹左关弦洪，非郁火也，阴虚也；

右关弦数，非郁结也，脾虚也，故用六味以补阴虚，六君以补脾虚。然二方常用之，每朝用六君、夕用六味，而今则反。是盖右关见数，则肝火已乘于脾，惟恐因六君而脾经之火更炽，故用六味于朝，从气分滋补其脾阴，使肝火所燥之血自润；右关见弦，则脾土已受木克，惟恐用六味而脾经之气下陷，故用六君于夕，从阴分托住其脾气，使肝木所乘之土自全。然脾血已燥，不能当半夏、陈皮，故特加归、芍以濡之。而所以必用半夏、陈皮者，以多服芩、连之寒凝，而脾气已困，故以二陈醒豁之，况胸膈不利、吐痰甚多者之所宜也。后因大怒吞酸嗳腐等症，即前症也。奈何以二陈、石膏治之，致吐痰灼热虚寒，可知六君、姜、桂是所必用。常见先生治此症此脉，要作雷龙暴发，水泛为痰，以六味为主。今则不然。盖病起于大怒，脾胃已亏损，误用二陈、石膏，脾胃更亏损矣，故从脾胃治，不从肝肾医也。(《薛案辨疏·卷上·脾胃亏损心腹作痛等证》)

三、 疟疾

冬官朱省庵，停食感寒而患疟。自用清脾、截疟二药，食后腹胀，时或作痛；服二陈、黄连、枳实之类，小腹重坠，腿足浮肿；加白术、山楂，吐食未化。谓余曰：何也？余曰：食后胀痛，乃脾虚不能克化也；小腹重坠，乃脾虚不能升举也；腿足浮肿，乃脾虚不能运行也；吐食不消，乃脾胃虚寒无火也。治以补中益气加吴茱、炮姜、木香、肉桂，一剂诸症顿退、饮食顿加，不数剂而瘁。大凡停食之证，宜用六君、枳实、厚朴。若食已消而不愈，用六君子汤；若内伤外感，用藿香正气散；若内伤多而外感少，用人参养胃汤；若劳伤元气兼外感，用补中益气加川芎；若劳伤元气兼外感停食，补中益气加神曲、陈皮；若气恼兼食，用六君加香附、山栀；若咽酸或食后口酸，当节饮食。病作时，大热躁渴，以姜汤乘热饮之。此截疟之良法也。每见发时，饮啖生冷物者，病或少愈，多致脾虚胃损，往往不治。大抵内伤饮食者，必恶食；外感风寒者，不恶食；审系劳伤元气，虽有百症，但用补中益气，其病自愈。其属外感者，主以补养，佐以解散，其邪自退。若外邪既退，即补中益气以实其表；若邪去而不实，其表或过用发表，亏损脾胃，皆致绵延难治。凡此不问阴阳，日夜所发，皆宜补中益气，此不截之截也。夫人以脾胃为主，未有脾胃实而患疟痢者。若专主发表攻里、降火导痰，是治其末而忘其本，前所云乃治疟之大略。如不应，当分六经表里而治之，说见各方。

疏曰：此案因停食感寒而患疟，则其病在脾胃也。可知因自用截疟之药而变症甚剧，则其病在脾胃之虚寒也。可知虽不言脉而症无疑。先生明疏病情，加惠后学多矣。至于大凡以下所论，皆以脾胃虚者言之，非所以概于诸疟也。余谓疟痢一证，虽本于脾胃虚者为多，盖脾主信，而寒热则属肝胆，是以每多木乘土证。然本于肾虚者更多，肾主闭藏，不能闭藏则邪气易入而深藏之，久而发为寒热，是水不能生木固也。虽然疟证必有外邪，如风、寒、暑、湿、热之气夹杂而生，故先宜分六经表里而治之。虽曰六经表里，大概多在少阳、阳明半表半里之间，是以治法不离乎小柴胡汤加减和解之方。未应，然后从虚治，如脾胃虚者，以补中益气加减为主；如肾虚者，以六味加减为主；虚而寒者，悉加温热之品。若先生所云，先以补虚为主，如不应，当分六经表里而治之。未免倒置矣。（《薛案辨疏·卷下·脾胃亏损疟疾寒热等证》）

四、泄泻

大户刘天锡，内有湿热，大便滑利，小便涩浊。服淡渗之剂，愈加滴沥，小腹腿膝皆肿，两眼胀痛。此肾虚热在下焦，淡渗导损阳气，阴无以化。遂用地黄、滋肾二丸，小便如故，更以补中益气加麦冬、五味兼服而愈。

疏曰：大便滑利，小便涩浊，而因于湿者，法当淡渗所宜也。而不知此案湿热之由来已久，因肾阳之不能化，脾气之不能运，淡渗之品愈趋愈下矣。先生虽不言脾气之虚，而所受之证，皆脾气不升、湿热下流之验，斯时以小便为急，化气为要。故先以六味合滋肾丸，补其肾而化其气，而小便如故矣；更以补中益气合

生脉散升其脾而滋其源，诸症自愈也。虽不治湿热，而治湿热之所来耳。(《薛案辨疏·卷下·脾胃亏损小便不利肚腹膨胀等证》)

五、痢疾

一老妇，食后因怒患痢，里急后重，属脾气下陷，与大剂六君加附子、肉蔻、煨木香各一钱，吴萸五分，骨脂、五味各一钱五分，二剂诸症悉退。惟小腹胀闷，此肝经气滞于脾也。与调中益气加附子、木香五分，四剂而愈。后口内觉咸，此肾虚水泛，与六味地黄丸二剂顿愈。

疏曰：此案既云脾气下陷，则当用补中益气以升提之，何故只用六君且加极热之品？亦何所见而知其虚且寒也？其必有虚寒之色脉可据耶。不然食后因怒之症，往往皆是，岂必尽若是之法乎？夫既已知其为脾胃虚寒之证，而必加附子、骨脂、五味者，是肾亦虚寒矣。肾亦虚寒则根本已蹶，虽脾气下陷不可升提，故直温补之，温补其气，则气自能上腾，不必升提也。其后肝气郁于脾中，不得不调达其肝气。然不用补中而用调中者，以调中散气之力胜也；加附子增木香者，仍不忘脾肾之寒也。至于口内觉咸，肾阴虚而然，胃阴虚者亦然，此其故，固前方皆补肾气与肾火者也。气于火属阳，阳与阴互相为根，阳偏于旺，而阴自虚。是以肾中之水，被火直逼于上，与胃中之火相合，而口为之咸也。六味丸虽补肾水，未尝不补肾阴，盖肾水足，肾火自降，胃火亦清，而胃阴亦得其阴矣。然余又有推而进之之说，大概肝气郁于脾者，其胀闷在肚腹，不在小腹，以小腹属肝不属脾，若小腹胀闷是肝气自陷于下，肝属血，当用逍遥散治之。不知肝有气血之分，肝气郁于血分者，宜用逍遥从肝经血分调达之肝气；郁于气分者，宜用调中从脾经气分修达之。于是而知肝气既郁，皆郁脾中，初不论肚腹与小腹，故逍遥散。虽从血分亦有白术、茯苓，以顾其脾气。又肾虚水泛者，当是肾经火衰之证，宜用八味丸治之。然前曾用附子、骨脂、五味等，皆能入肾壮火，则火已不衰，独未曾补肾之阴，故肾阴虚而水为之上泛耳。此是肾火偏旺而肾水独虚之故，故用六味丸主之。所谓六

味治肾虚水泛者是也。若八味丸治肾虚火衰、水泛为痰之法，岂治口内咸哉。(《薛案辨疏·卷上·脾胃亏损停食痢疾等证》)

祠部李宜春，患血痢，胸腹膨胀，大便欲去而不去，肢体殊倦。余以为脾气虚弱不能摄血归源。用补中益气加茯苓、半夏，治之渐愈。后因怒，前症复作，左关脉弦浮，按之微弱。此脾（疑为"肝"）气虚而不能藏血，用六味丸治之而愈。

疏曰：此案既云脾气虚弱，不能摄血归源，法当用归脾汤。今用补中益气者，岂以大便欲去而不去为元气下陷之故耶？非也，因肢体殊倦而设也。盖肢体殊倦，是脾气虚弱。脾气虚弱，非升补不愈，不必问其有无下陷也，故用补中益气汤。若归脾汤者，虽为补脾气之方，然与补中之升补脾气不同耳。至于肝气虚不能藏血，而用六味丸者，一则乙癸同源，一则肝气属阴也。然而于此见先生察病用药之妙，其理深微，而脉尤不可不知也。夫前症复作，未尝异也。未尝也虽因怒所致，宁不仍是脾气虚弱之故乎？何以前用补中之升而偏于气分，后即用六味之降而偏于阴分耶？天壤之隔，而在一人一病之间者，其要不在于因怒，而在左关脉弦浮，按之微弱耳。(《薛案辨疏·卷上·脾胃亏损停食痢疾等证》)

六、疰夏

一儒者，每春夏口干发热，劳则头痛。服清气化痰药，泻喘烦躁；用香薷饮，神思昏愦，脉大而虚。此因闭藏之际，不远房帏为患，名曰疰夏。用补中益气去升、柴，加五味、麦冬、炮姜，一剂，脉益甚；仍服前药加肉桂五分，即苏；更用六味丸而痊。

疏曰：疰夏一证，近来比比皆是，有因冬不藏精而然者。有因脾气抑遏而然者。故凡脾气抑遏之疰夏，每饮食毕倦怠嗜卧，以饭后而脾气更抑遏也，用补中合生脉，不必去升、柴；若冬不藏精者，发热面红，午后为甚，口干舌燥，则当去升、柴。如此案治法，盖冬不藏精者，其根本已损，不任升提，此肉桂之加，所以为妙也。然疰夏每多脾虚而兼湿热，湿热多痿软属阳明经。故疰夏多是痿软之症，以清燥汤治之，或即补中去升、柴，换干葛加黄柏、

麦冬亦妙。(《薛案辨疏·卷下·脾胃亏损暑湿所伤等证》)

第三节　肝系病证

一、胁痛

一男子，房劳兼怒，风府胀闷，两胁痛。余谓色欲损肾，怒气伤肝。用六味地黄丸料，加柴胡、当归，一剂而安。

疏曰：左胁痛者，肝经受邪也；右胁痛者，肝邪入肺也；两胁俱痛者，肝火实而木气盛也。此案云两胁胀痛，且因怒而致，似宜作肝气有余治之。虽风府属在肺经，胀闷则亦肝邪入肺之意，似未可遽投补剂，然先云房劳，次云兼怒，则肾水损于前，肝木伤于后，不得不用肝肾同补之法。赵养葵有六味加柴胡、白芍之方，今去芍而加当归，盖白芍因肝火之盛，当归因肝血之虚，一味之出入，各有妙用，非细心者，不能处此。(《薛案辨疏·卷下·肝脾肾亏损头目耳鼻等证》)

一儒者，酒色过度，头脑两胁作痛。余以为肾虚而肝病，亦用前药(六味地黄丸料加柴胡、当归)顿安。

疏曰：此案与前案俱属肝肾病，用药相同而序法甚妙。如前案房劳而兼怒，是肾与肝皆受病矣，故曰色欲损肾，怒气伤肝。此案酒色过度，而无兼怒，则是肾病而无肝病矣。然现症两胁作痛，肝实病矣。但因肾水虚，不能生肝木，而肝木亦病，其非自受病也。故曰肾虚而肝病。此序法之妙，不同于他书者也。其更妙者，如前之风府胀痛，及此案之头脑痛两胁作痛，除肝肾虚证外，其因甚多，立斋先生治法，人每以好补讥之，不知先生先标房劳及酒色过度两句在前，何得妄讥之焉？此更见序法之妙也。(《薛案辨疏·卷下·肝脾肾亏损头目耳鼻等证》)

二、痉证

一儒者善怒，患瘰疬，复因大怒跳跃，忽仆地，两臂抽搐，唇口歪斜，左目紧小。此肝火血虚，内热生风。用八珍汤加牡丹皮、钩藤、山栀而愈。次年春，前病复作，兼小便自遗，左关弦洪而数。余以为肝火血燥。用六味丸加钩藤、五味、麦门、芎、归，治之渐愈，又用补中益气加山栀、钩藤、牡丹皮而安。(《外科枢要·卷三·论发痉十六》)

一妇因怒仆地，疮口出血，语言謇涩，口眼歪斜，四肢拘急，汗出遗尿。或用祛风之剂，六脉洪大，肝脉尤甚。此肝火炽甚也。用加味逍遥散加钩藤，及六味丸，寻愈。(《外科枢要·卷三·论发痉十六》)

一妇人素有肝火，两拗间或肿痛，或寒热。忽然昏愦，瘛疭抽搐，善伸数欠，四肢筋挛，痰涎上升。此肺金燥甚而血液衰少也。用清燥丸、六味丸兼服，寻愈。(《外科枢要·卷三·论发痉十六》)

一妇人患茧唇，月经先期。余以为肝火血热。不信，乃泛用降火之剂，后致月经过期。复因劳怒，口噤呻吟，肢体不遂，六脉洪大，面目赤色。用八珍、麦门、五味、山栀、丹皮，数剂渐愈，兼用逍遥散、六味丸料，各三十余剂痊愈。(《外科枢要·卷三·论发痉十六》)

一儒者背疮将愈，发热烦躁。自用降火之剂，项强口噤，自汗恶寒。此汗多内亡津血，筋无所荣也。用补气血之剂，及地黄丸而愈。(《外科枢要·卷三·论发痉十六》)

三、颤证

一妇人性善怒，发热，经水非过期则不及，肢体倦怠，饮食少思而颤振。余以为脾气不足，肝经血少而火盛也。午前以调中益气汤加茯苓、贝母送六味丸，午后以逍遥散送六味丸，两月余而愈。(《校注妇人良方·卷三·妇人颤振方论第八》)

第四节　心脑病证

中风

秀才刘允功，形体魁伟，不慎酒色。因劳怒，头晕仆地，痰气上涌，手足麻软，口干引饮，六脉洪数而虚。余以为肾经大亏，不能纳气归源而头晕，不能摄水归源而为痰，阳气虚热而麻痹，虚火上炎而作渴。用补中益气合六味丸料治之而愈。其后或劳役或入房，其病即发，服前药随愈。

疏曰：此案之属肾亏云云者，举世皆知之矣。独用六味丸是矣，而何以合补中益气耶？盖不能纳气归源宜降以补阴也，不能摄水归源宜降以补阴也，阳气虚热宜降以补阴也，虚火上炎宜降以补阴也。种种而论，岂非宜降不宜升，宜补阴不宜补气乎？要知病因于劳怒，则劳者脾必受伤，怒则木必克土。而况手足麻痹，毕竟属脾气亏损者为多，若只补肾而遗脾，脾气因补肾而下陷，宁无变乎？然既不可独降补其阴，而何可独升补其气哉？故用补中益气合六味以同进，则升降相辅、阴阳相依，此用药之极于微妙，在今人反为杂乱无章噫，可慨也夫。(《薛案辨疏·卷上·元气亏损内伤外感等证》)

大尹刘孟春，素有疾，两臂作麻痛，两目流泪。药以祛风化痰，痰更甚，臂不能伸矣，手指俱挛。余曰：麻属气虚，因前药而复伤肝，火盛而筋挛耳。当补脾肺滋肾水，不必祛风，风自息，痰自清，热自退。遂用六味丸，后补中益气，不三月而痊。

疏曰：臂麻目泪，未始不是风痰所为，特服祛风化痰药而病反甚，故知其为虚耳。夫祛风化痰，大能伤精血耗津液，则火独盛而成燥矣。火则痰易生，燥则精枯脉劲，有不至痰更甚而臂痛不伸、手指俱挛者乎？无论此证之非风即谓之风，亦属肝火自动之风，然不生于润泽之木，而生于枯槁之木。盖枯槁之木，而后有火，火盛而后生风，治之者但能制之以水，则风自息，所以先用六味，后用补中益气，有先后之序焉。(《薛案辨疏·卷上·元气亏损内伤外感等证》)

一妇人因怒吐痰，胸满作痛。服四物、二陈、芩、连、枳壳之类，不应；更加祛风之药，半身不遂，筋渐挛缩，四肢痿软，日晡益甚，内热口干，形体倦怠。余以为郁怒伤肝脾，气血复损而然。遂用逍遥散、补中益气汤、六味地黄丸调治。喜其谨疾，年余悉愈，形体康健。

疏曰：妇人之怒多郁，郁则伤肝，肝伤则亦克于脾。凡为郁怒所伤者，往往而然。此案因怒而致吐痰，脾伤于郁之验；胸满作痛，肝伤于郁之验；服四物之不应者，无升散之品故也。奈何更加祛风，何风可祛？徒以增病，病增则非特伤其肝，脾抑且损其气血。试观筋渐挛缩、日晡益甚、内热口渴等症，非损其肝之血乎；半身不遂、四肢痿软、形体怠倦等症，非损其脾之气乎。逍遥入肝、补中入脾，皆所以升散其郁气，而各补其气血也。然必以逍遥为先者，病犯肝也；补中为继者，遗累于脾也；终于六味者，肝肾为子母，脾肾为化源，既升之后，半宜降也。（《薛案辨疏·卷上·元气亏损内伤外感等证》）

大参朱云溪母，于九月内忽仆地痰昧，不省人事，唇口歪斜，左目紧小。或用痰血之剂，其势稍缓。至次年四月初，其病复作，仍用前药，势亦渐缓。至六月终，病乃大作，小便自遗，或谓风中于脏，以为不治。余诊之，左关弦洪而数，此属肝火血燥也。遂用六味丸加五味、麦门、芎、归，一剂而饮食顿进、小便顿调；随用补中益气加茯苓、山栀、钩藤、丹皮而安。至十月，复以伤食，腹痛作泻，左目仍小，两关尺脉弦洪鼓指。余以六君加木香、吴茱、升麻、柴胡，一剂而痛泻俱缓；复以六君加肉果、故纸，一剂诸脉顿平、痛泻俱止。余谓：左关弦洪，由肝火血燥，故左目紧小；右关弦洪，由肝邪乘脾，故唇口歪斜；腹痛作泻，二尺鼓指，由元气下陷。设以目紧口歪，误作风中，投以风药；以腹痛泄泻，误作积滞，投以峻剂，复耗元气，为害甚矣。后以阳虚恶寒，围火过热，致痰喘，误服寒剂而卒。（《校注妇人良方·卷三·妇人中风诸证方论第一》）

一妇人因怒仆地，语言謇涩，口眼歪斜，四肢拘急，汗出遗尿，六脉洪大，肝脉尤甚。皆由肝火炽盛。盖肝主小便，因热甚而自遗也。用加味逍遥散加钩藤，及六味丸寻愈。（《校注妇人良方·卷三·妇人中风诸证方论第一》）

一妇人素有火，忽然昏愦，瘛疭抽搐，善伸数欠，四肢筋挛，痰涎上升。此肺金燥甚，血液衰少而然也。用清燥汤、六味丸兼

服，寻愈。(《校注妇人良方·卷三·妇人中风诸证方论第一》)

一妇人忽然不语半年矣，诸药不应，两尺浮数。先用六味丸料加肉桂，数剂稍愈，乃以地黄饮子，三十余剂而痊。男子多有此症，亦用此药治之。(《校注妇人良方·卷三·妇人中风不语方论第四》)

一妇人性善怒，常自汗，月经先期。余以为肝火血热。不信，乃泛用降火之剂，反致月经过期。复因劳怒，口噤呻吟，肢体不遂，六脉洪大，面目赤色。用八珍、麦门、五味、山栀、丹皮，数剂渐愈，兼用逍遥散、六味丸各三十余剂痊愈。(《校注妇人良方·卷三·妇人贼风偏枯方论第十》)

一妇人怀抱郁结，筋挛骨痛，喉间似有一核。服乌药顺气散等，口眼歪斜，臂难举，痰涎愈甚，日晡内热，食少体倦。余以为郁火伤肝脾，血燥生风所致。用加味归脾汤二十余剂，形体渐健，饮食渐加；又服加味逍遥散十余剂，痰热少退，喉核稍利；更用升阳益胃汤数剂，诸症渐愈，但臂不能伸；此肝经血少，用地黄丸而愈。

疏曰：此案之变症虽多，总不越怀抱郁结，而致三阴亏损之故。用药之错综不一，总不越先补后散、即升复降之意。然其症变处，须寻其源，用药处方须得其法。夫人怀抱郁结，则肝脾之血必虚，而肝脾之火必遏，血虚故筋挛骨痛，火遏故喉间有核，此时轻则加味逍遥，重则加味归脾，而后继以六味收功足矣。奈何以乌药顺气散进之，致肝脾之血益虚，而成燥，燥归阳明而生风，斯口眼歪斜等症所由来也。且不特血燥，更加气虚，故致食少体倦。是所以不先逍遥而先归脾也。然归脾之功，长于补气血而短于散郁火，故但能使形体渐健、饮食渐加而已。而肝脾之郁火未散，故继以加味逍遥使痰热稍退、喉核稍利，岂非郁火稍散乎？然筋挛骨痛，以及口眼歪斜、臂难伸举等症，又属阳明之气不能充升之故，特更升阳益胃汤而诸症得以渐愈。盖郁结之深者，适合其宜也，但臂不能伸，即筋挛也。筋属肝，之虚则补肾地黄丸，是所必需，况升散之后，又当以滋降为继者乎。(《薛案辨疏·卷上·元气亏损内伤外感

等证》)

　　幕友顾斐斋，饮食起居失宜，左半身并手不遂，汗出神昏，痰涎上涌。王竹西用参芪大补三剂，汗止而神思渐清，颇能步履。后不守禁，左腿自膝至足肿胀甚大，重坠如石，痛不能忍，其痰甚多，肝脾肾脉洪大而数，重按则软涩。余朝用补中益气汤加黄柏、知母、麦冬、五味煎送地黄丸，晚用地黄丸料加黄柏、知母数剂，诸症悉退。但自弛禁，不能痊愈耳。

　　疏曰：夫足胫肿胀重坠者，因于脾气下陷者有之，因于湿痰下流者有之，因于湿热下陷者有之。此按肝脾肾脉洪大而数，热也；重按软涩，湿也，其为湿热下陷于三阴经分明矣。又曰：痛不能忍，则不特为湿热而且为湿火矣。湿火宜利便而清之。然因初症之饮食起居失宜，用参芪大补之剂未远也，则脾气固已；素虚湿火下而脾气亦下陷矣，故用补中益气加黄柏、知母等一升一降、一补一清，则脾气自完，而湿火自清矣。至于晚服六味丸加黄柏、知母者，盖以湿火在阴分，而阴原自虚，故又从补阴中以清之，亦一补一清之正法也。又云：湿火下陷，宜升不宜降。六味之用，降而不升矣，反使补中益气力逊，故虽曰自弛禁，然不能痊愈者，未始不在此焉耶。世俗每以腿足肿痛者，必谓非筋骨经络之病即瘀血滞气，肿毒之病，往往委于外科主治，孰知其大谬不然者乎。(《薛案辨疏·卷上·元气亏损内伤外感等证》)

　　一男子时疮愈后，遍身作痛。服愈风丹，半身不遂，痰涎上涌，夜间痛甚。余作风寒淫气，治以地黄丸而愈。

　　疏曰：疮之为患，一生于湿热，一主于燥火；湿热必至于脾肾，气虚燥火必至于肝脾。血少久而不愈，必伤其肾，故昔人谓疮为肾疳，而以全料六味丸治之是良法也。此案云时疮愈后遍身作痛者，虽未至于肾伤，亦以属之肝脾血少矣，而何以服愈风丹之温燥发散者耶？温燥则动火，发散则耗血，故复为半身不遂、痰涎上涌，毕竟遍身之痛不除而反夜间痛甚。此时探本求源，即养血清火亦不见安宁，不当独壮肾水乎？总不脱疮为肾疳之意也。若夫风寒淫气云者，即肾水虚不能生肝木，肝木虚而自生风也，

以非脏腑所本有。故曰：寒已为气血所伤。故曰：淫切不可作六淫外寒论也。(《薛案辨疏·卷上·元气亏损内伤外感等证》)

一老人两臂不遂，语言謇涩。服祛风之药，筋挛骨痛。此风药亏损肝血，益增其病也。余用八珍汤补其气血，地黄丸补其肾水，佐以愈风丹而愈。

疏曰：此案原属经脉阻滞之患，愈风丹以血药为主，风药为臣，行气之药为佐，温经之药为使，非经脉阻滞者此方适，当其可原，不可废。奈何独服祛风之药，致筋挛骨痛，仍是经脉阻滞之剧。证因风药能损肝血，则火燥，独炽而燥，必伤肺金之气，斯时不得，但以四物补肝血而必合，君以补气亦理之必然也。但筋虽属肝，骨则属肾，故又兼之六味，案虽独曰亏损肝血而用，不独在乎肝血也。然经脉之阻滞仍然如故，故以愈风丹佐之耳，非独任之也。前杨永奥及一男子，皆服愈风丹而病反增者，以俱属三阴本虚，非经脉阻滞之故。且独任之而然，岂愈风之罪哉。(《薛案辨疏·卷上·元气亏损内伤外感等证》)

第五节　肾系病证

一、遗尿

大司徒许函谷在南银台时，因劳发热，小便自遗，或时不利。余作肝火阴挺不能约制。午前用补中益气加山药、知母、黄柏，午后服地黄丸，月余诸症悉退。此证若服燥剂，而频数或不利，用四物、麦冬、五味、甘草；数而黄，用四物加山萸、黄柏、知母、五味、麦冬；若肺虚而短少，用补中益气加山药、麦冬；阴挺痿痹而频数，用地黄丸；若热结膀胱而不利，用五苓散；脾肺燥不能生化，用黄芩清肺饮；若膀胱阴虚，阳无以生而淋沥，用滋肾丸；若膀胱阳虚，阴无以化而淋涩，用六味丸；若转筋，小便不通，或喘急欲死，不问男女孕妇，急用八味丸，缓则不救；若老人阴痿思色，精不出而内败，小便道涩痛如淋，用加减八味丸料加车前、牛膝；老人精已短竭，而复耗之，大小便道牵痛，愈痛愈欲便，愈便则愈痛，亦治以前药，不应，急加附子；喘嗽吐痰，腿足冷肿，腰骨大痛，面目浮肿，太阳作痛，亦治以前药；愈痛而小便仍涩，宜用加减八味丸，以缓治之。

疏曰：阴挺失职，不能约制，致令小便自遗，或时不利，实肝经火盛之证。然此案因劳则脾气虚矣。而先生仍曰肝火，其所用之药，又是升提脾气之方，而所加之品，又是清降肾火之剂，何也？盖此证之本，本乎肝火也。今因劳而致者，多伤脾气，多动肾火，脾气伤则肝木自强，肾火动则肝火自炽，故仍曰肝火。而其因则因乎劳，故用药如是，然必有脾虚脉症现，而后可用补中；肾火脉症现，而后可用知柏。不然肝火独盛者，补中适所，以燎拨其原，知、柏未免诛伐无过矣。然余闻脾虚者，忌用寒凉，未见可用补中之证，而加知、柏者也。虽加山药以防泄泻，然不能胜知、柏之苦寒，岂有是病当用是药，而无碍乎甚矣！加减之不可拘也。若此证而有肝火独旺者，当用小柴胡清肝经气分之火，逍遥清肝经血分之火，皆继以六味丸，其补中益气又非所宜。至于种种论治，可谓曲备诸法，然但有病原，而无脉症可据，后人未免有交臂失之之误。如服燥剂而频数云云者，可问而知，或未得其详，须知必有口干唇燥、舌粗咽痛，及大便燥结、午后夜间干热等症，脉见左手涩数或兼见于右寸可验；如肺虚而短小云云者，须知必有面白神怯、短气力乏，或久嗽自汗、便溏食少等症，脉见右寸关虚软或空洪无力可验；如阴挺痿痹云云者，须知必有肝火旺、肾阴虚，及茎痿而缩，或小便无度，或淋沥不禁等症，脉见肝肾洪数或虚洪可验；如热结膀胱云云者，须知必有邪气从太阳传入太阴里证，及补益甚烦躁、茎中热痛等症，脉见左手浮洪或左手沉实可验；如脾肺燥云云者，须知必有如前服药燥剂诸症，但前是伤血分虚证，此是伤气分实证，或加燥渴引饮而热、在午前较午后稍愈等症，脉见右寸关洪动或涩数有力可验；如膀胱阴虚云云者，须知必有肾经气虚等症，脉见两尺虚洪无力或只见左尺可验；如转筋、小便不通云云者，此证每多暑湿所致，何可必用八味？须知必有手足厥逆、面青神慢、口鼻气冷等症，脉见六部沉迟或右尺不起可验；如老人阴痿思色云云者，须知必有毛际肿痛、腰疼腿酸，及姬妾颇多、素所好色等症，脉见六部沉涩或沉迟微弱或只见两尺可验；如老人精已竭而复耗云云者，须知必有好色斫丧之验，而后可决以上二证，不特老人有之，即少年好色者，亦有患之。至于咳嗽吐痰云云者，即前二老人证之剧处，非别一证也。故继之曰若愈痛而小便仍涩云云，详见褚氏遗书精血篇，但无治法耳。（《薛案辨疏·卷下·脾肺肾亏损小便自遗淋涩等证》）

一妇人小便自遗，或时不利，日晡益甚。此肝热阴挺不能约制。用六味丸料加白术、酒炒黑黄柏七分、知母五分，数剂诸症悉愈。若误用分利之剂，愈损真阴，必致不起。（《校注妇人良方·卷八·妇人遗尿失禁方论第四》）

二、 淋证

司空何燕泉，小便赤短，体倦食少，缺盆作痛。此脾肺虚弱不能生肾水，当滋化源。用补中益气、六味丸加五味子而痊愈。

疏曰：缺盆属肺，作痛未必是虚；体倦食少，而论其虚也无疑。先生认脾虚证，全在体倦食少上识之。经云：脾气散精，上输于肺，通调水道，下输膀胱。此等证治正合此文。此天地之道也，升降之法也，气化之机也，母子相生之理，先后天一元之体也。所以养生所以治病，无不全备于此。夫膀胱即水道，即金水相生之路，不独论饮食及小便不通之症而已。故下文有"水精四布，五经并行"二句。所包者，宁不大哉。立斋滋化源之说，皆从此悟出。是以每用补中益气、六味丸为滋化源之方也。（《薛案辨疏·卷下·脾肺肾亏损小便自遗淋涩等证》）

一儒者，发热无时，饮水不绝，每登厕小便涩痛，大便牵痛。此精竭复耗所致。用六味丸加五味子及补中益气，喜其谨守得愈。若肢体畏寒、喜热饮食，用八味丸。

疏曰：此案法当用加减八味及附子以治之，要以桂、附故效。而此案不用者，以饮水不绝为有火也，有火则水独虚。故只用六味加五味以壮水为主；仍用补中者，补水母也，所以滋化源也。因知察病宜变通，用药宜活泼，读书宜多而不可偏执。所见此证，若以前第一案论中言之，似乎非桂、附无他法矣，而不知即此一证，亦有寒热之分、升降之异也。立斋恐后人致疑于前后文，故复序云若肢体畏寒、喜热饮食，此正为后人立标准耳。若不读此案，遇此证而必用桂、附，岂不误哉！（《薛案辨疏·卷下·脾肺肾亏损小便自遗淋涩等证》）

司马李悟山，茎中作痛，小便如淋，口干唾痰。此思色精降而内败。用补中益气、六味地黄丸而愈。

疏曰：此案思色精降而内败，必有毛际肿痛而迫急之症；或以人事察之，如老年而欲心未静者，如少年而久旷，如姬妾多而力不胜者，如色欲过度而强制者，更当察其形体脉症之虚弱。然后二方可用。不然茎中作痛、小便如淋之属于他证者正多，即精降内败之属于实证亦多也。（《薛案辨疏·卷下·脾肺肾亏损小便自遗淋涩等证》）

一当商素膏粱，小便赤数，口干作渴，吐痰稠黏，右寸关数而有力。此脾肺积热，遗于膀胱。用黄芩清肺饮，调理脾肺，用滋肾、六味二丸，滋补肾水而愈。

疏曰：此案素膏粱而右寸关数而有力，俱属脾肺之积热也，何疑？然脾肺之所以积热也，亦由肾水之不足、肾火之有余故耳。况膏粱之人，何能还房帏之事哉？此滋肾、六味之所以善其后也。连列虚实二案，亦足以见立斋非好补者。（《薛案辨疏·卷下·脾肺肾亏损小便自遗淋涩等证》）

司徒连华泉，小便频数涩滞短赤，口干唾痰。此肾经阳虚热燥，阴无以化。用六味、滋肾二丸而愈。

疏曰：前案云若膀胱阴虚，阳无以生而淋沥，用六味丸，似乎阴虚阳虚大相径庭，而此案云肾经阳虚热燥，阴无以化，用六味、滋肾二丸，何阴阳之不分耶？何用药合一耶？何既曰膀胱又曰肾经耶？何既曰阳虚又曰热燥耶？足以见阳虚即是阴虚，膀胱即是肾经，总之此证原属肾经阴虚不能气化之故，非阳虚也。若果阳虚，当用八味丸、金匮肾气丸主之，六味丸何能治之也？但肾火盛者，即是阴虚阳无以生，用滋肾丸；肾水虚者，即是阳虚阴无以化，用六味丸。此案是肾水既虚，而肾火复旺，故曰阳虚热燥，阴无以化，合用六味、滋肾二丸也。(《薛案辨疏·卷下·脾肺肾亏损小便自遗淋涩等证》)

刘大恭年逾六旬，形气瘦弱，小便不禁或频数，内热口干，或咳痰喘晕。余以为肺肾气虚，用六味丸、益气汤以滋化源。不信，反服补阴降火涩精之剂，阴窍作痛或小便不利。仍服前药，不两月而殁。

疏曰：此案小便不禁或频数及咳痰喘，是肺气虚也；内热口干及晕，是肾气亏也，故曰肺肾气虚。然肺病则脾必病矣，而独不言脾者何也？盖不言有饮食少进、大便泄泻、肢体倦怠等症，故遗脾而独曰肺肾。然即脾病而所用药亦不出此耳。余尝论小便诸症治法，要以实者通之、虚者涩之，已不知病必有源，其源在于脏腑，舍腑脏之源而不求，乃笼统以通涩为事，未见其可也。夫小便为膀胱之所司，而膀胱属寒水之腑，故小便诸症其虚其实，皆责于水道通塞。不知肺为水源，肺气不降，则水道固自有病，而肺气不升，则水道之为病更多也。肾为水，主肾气，有邪则水道固自有病，而肾气有亏，则水道之为病更多也。此肾气丸、益气汤所以为滋化源之品，而于小便诸症，更切于他症也。今观夫服补阴降火涩精之剂，而反阴窍作痛、小便不利者，是降之涩之，适所以增剧也。(《薛案辨疏·卷下·脾肺肾亏损小便自遗淋涩等证》)

三、 遗精

朱工部，劳则遗精，齿牙即痛。用补中加苓、半、芍药，并六味丸渐愈，更以十全大补加麦冬、五味而痊。

疏曰：齿牙痛属胃火上炎者多，即遗精亦属脾湿下流者多，合而观之，宜清降脾胃湿火；然劳则遗精者，悉属脾胃气虚矣，且精与齿牙又俱属于肾，故并用六味丸；而劳则多气血虚，故又终之以十全大补也。我意此证，其肺胃间必有虚火，故补中加白芍，十全大补加麦冬、五味也。夫察证须知一贯之法，如此证劳则遗精，其遗精必属于虚；遗精而齿牙即痛，痛亦必属于虚，更何有胃火上炎、脾湿下流之疑耶？（《薛案辨疏·卷下·脾肺肾亏损遗精白浊吐血便血等证》）

一男子发热，便血精滑；一男子便血，发热；一男子发热遗精，或小便不禁。俱属肾经亏损。用地黄丸、益气汤，以滋化源，皆得愈。

疏曰：此三案自属肾经无疑，其用地黄丸当矣。何必兼用益气耶？盖便血、遗精及小便不禁诸症，其为元气下陷者居多，虽曰阴虚火旺，总不宜专用补阴降火之剂，何也？补阴降火，则火迫于下，而遗滑等症更甚矣。故当兼用升补之品。此地黄丸、益气汤所以兼用而并得愈也。虽然此亦虚证论耳，即此三案尽多少阳、阳明实火湿热所致，又当以色脉及兼症细详之。（《薛案辨疏·卷下·脾肺肾亏损遗精白浊吐血便血等证》）

一男子，年逾二十，斫丧太早，梦遗精滑，睡中盗汗，唾痰见血，足热痿软，服黄柏、知母之类。余曰：此阳虚而阴弱也，须滋其化源。不信，恪服之，前症益甚，头渐大，囟门渐开，视物恍惚，吐痰叫喊。余以如法调理，诸症渐退，头囟总渐敛而安。

按 仲景云，小儿解颅或久不合者，因肾气有亏、脑髓不足之故。立斋治一小儿年十四解颅，自觉头大，视物昏花，畏日羞明，用六味丸加鹿茸及补中加山药、萸肉，半载而愈，二载而囟合。既婚之后复作，足心如炙，日服前药二剂，三载而愈。后入房两腿痿软，又服前丸而愈。此案云如法调理，当亦犹是方法也。（《薛案辨疏·卷下·脾肺肾亏损遗精白浊吐血便血等证》）

一男子，素遗精，足跟作痛，口干渴，大便燥，午后热甚。用补中益气加芍药、玄参，及六味丸而愈。

疏曰：此案似只宜补阴不宜补气，盖以大便燥结故也。不知大便之燥，虽属肾水不足，亦由脾肺气虚不能运行也。然未免有火，复加芍药、玄参于补中益气内以清之，及六味滋其肾水，则大便自润，而诸症自愈。况遗精一证，原不宜独用补阴之法，若专补阴则火降而精益下遗，固当先用升补元气之剂。盖遗滑诸证自属元气下陷者多，然清火必用芍药、玄参者，以遗精必有相火，而相火在于肝肾，故加芍药以清肝经相火、玄参以清肾经相火也。此案当与遗精白浊门中一男子遗精白浊梦遗、口干作渴等症一案同参。（《薛案辨疏·卷下·肝脾肾亏损下部疮肿等证》）

四、白浊

司厅陈石镜，久患白浊，发热体倦。用补中加炮姜，四剂浊止，再六味兼用，诸症皆愈。

疏曰：此案补中是矣，何以加炮姜？经曰：甘温除大热。补中，甘而未温，不足以除大热也。然发热而体倦者，方可用此法，盖以其气虚也，不然热证甚多，岂必用甘温乎？立斋有补中加炮姜及加桂、加附之法。加炮姜者，气虚下陷而胃阳虚寒，不能使气充斥者也；加桂、附者，气虚下陷，肾阳虚寒，不能使气充斥者也。或问此案与前汪涵斋案，同患白浊，同用补中，而何以前加苓、半，此加炮姜？何以前有腰痛而不用六味，此无腰痛而即用六味？其意可揣乎？曰：前之加苓、半者，必以其有湿痰也；此之加炮姜者，必以其有发热也。前何知其有湿痰？以其头晕也。丹溪云：无痰不作晕是也。前之不用六味丸者，必以其有下陷之气也；此之用六味者，必以其有肾水之虚也。此何以知其肾虚以其发热也？丹溪云：阴虚则发热是也。（《薛案辨疏·卷下·脾肺肾亏损遗精白浊吐血便血等证》）

五、癃闭

一男子，茎中痛，出白津，小便闭，时作痒。用小柴胡加山栀、泽泻、炒连、木通、胆草、茯苓，二剂顿愈，又兼六味丸而痊。

疏曰：此案少阳经湿火所致，故用小柴胡加清火渗湿之品治之。然察其所以，则火甚于湿，何也？盖苓、栀、连、胆草，清少阳之药，不遗余味，而渗湿之药，不过泽泻、木通、茯苓，轻浅者而已，然数味亦只是火从小便出耳。初不论有湿无湿也，若果甚有湿，六味又不可兼用，今兼用之者，盖因少阳火甚，则厥阴之阴必虚，故又兼六味以补之，况小便实为肝经所主者乎。夫小便有病，大概皆以膀胱为主，即白津出者，亦必以通利为先；若茎中痛、小便秘而论，更属膀胱无疑。不知膀胱属一定之腑，而所以致此腑之病不一，盖相火多寄旺于肝经，少阳实主之。茎中之病，相火为多。白津非相火所系乎？痛痒非肝经所为乎？故曰肝主小便也。然相火当从肾经主治，而知、柏在所宜用，然而知、柏治肾经相火，而山栀、胆草实治肝经相火者也。而究不离乎肾，故又兼用六味丸也。（《薛案辨疏·卷下·脾肺肾亏损遗精白浊吐血便血等证》）

六、尿频

考功杨朴庵，口舌干燥，小便频数。此膀胱阳燥阴虚。选用滋肾丸以补阴而小便愈，再用补中益气、六味地黄以补肺肾而安。若汗多而小便短少，或体不禁寒，乃脾肺气虚也。

疏曰：此案云膀胱阳燥阴虚，先用滋肾，再用六味；前边华泉案云肾经阳虚热燥，用六味丸、滋肾。一曰阴虚，一曰阳虚，皆用此二丸治之；一曰膀胱，一曰肾经，皆用二方治之，足见腑病即脏病，阳虚即阴虚也。但看火盛者用滋肾，水亏者用六味，火盛水亏者，合而用之而已。然余谓小便不利及频数淋沥等症，皆属肾经阴虚，阳不能气化之故。经曰：气化乃能出焉。气属阳，欲化其气，非肉桂不能，故阴虚而阳无化者，滋肾丸有肉桂以化之，而阳虚阴无以化者，六味丸亦当少加肉桂以化之。六味沉滞，何能化其阳气耶？其兼用补中益气者，以口舌干燥为肺气虚也，或更见肺脉空虚可据耳。若汗多云云为脾肺气虚，则并滋肾丸亦不可用，以其害也，故李梧山案只用补中、六味，而不用滋肾；若热太甚者，并不可用补中，故边华泉案只用六味、滋肾，而不用补中也。（《薛案辨疏·卷下·脾肺肾亏损小便自遗淋涩等证》）

七、耳鸣

少宰李蒲汀，耳如蝉鸣，服四物汤，耳鸣益甚。此元气亏损之证。五更服六味地黄丸，食前服补中益气汤，顿愈。此证若血虚而有火，用八珍加山栀、柴胡；气虚而有火，四君加山栀、柴胡。若因怒就聋或鸣实，用小柴胡加芎、归、山栀；虚用补中益气加山栀。午前甚用四物加白术、茯苓，久须用补中益气；午后甚用地黄丸。

疏曰：耳如蝉鸣，固属肾之证。而四物之剂，以之补水，亦不甚相远。何至服之而鸣益甚耶？足以见补水补血，大相径庭，而不可混也。且人徒知耳鸣为肾阴不足，而不知其有元气亏损者甚多也。经云，头痛耳鸣，九窍不利，肠胃所主之病。盖肠为肺之腑，胃为脾之腑，腑与脏同气，而脾肺非元气所主之地乎？经文炳炳，人自不读耳。夫头象天，耳口鼻之系于头者，犹日月星辰之系于天也，而所以不轻不坠、运行普照者，一气之充升也，人同乎天亦犹是也。此补中益气所以治头痛耳鸣、九窍不利之证者，充升其不升之气耳。然不可忘情于肾，以肾为元气之根，而耳实为肾窍。故此案于五更服六味地黄丸，所以壮肾于一阳，初动之时，且抑其虚火上炎之势；于食前服补中益气汤，所以补元气于阳明，正旺之时，且助其升腾易上之势。此欲升先降、补阳根阴之法也。若读其诸法，而此证之灵变尽矣。（《薛案辨疏·卷下·肝脾肾亏损头目耳鼻等证》）

第六节　气血津液病证

一、血证

1. 便血

一男子患症同前（日晡两目紧涩不能瞻视）。服黄柏、知母之类，目疾益甚，更加便血。此脾气虚不能统血，肝气虚不能藏血。用补中益气、六味地黄以补肝脾生肾水，诸症渐愈。（《内科摘要·卷上·饮食劳倦亏损元气等证》）

2. 吐血

一男子咳嗽吐血，热渴痰盛，盗汗遗精。用地黄丸料加麦冬、五味治之而愈。后因怒，忽吐紫血块，先用花蕊石散，又用独参汤渐愈。后劳则咳嗽，吐血三口，脾肺肾三脉皆洪数，用补中、六味丸而愈。

立斋先生凡遇此案之症，未尝不以补中、六味或兼生脉以兼脾肺肾之法治之，而此案何以只用六味合生脉以补肺肾而独遗脾也？是必阴分独虚，而且燥热者。然而何以知之？盖无肢体劳倦、饮食少思等症故也。至劳怒后忽吐紫血块，则脾气已虚矣。然瘀血不可不消，故先用花蕊石散消之，而后继以独参汤补元气。此因劳怒则元气既伤，消瘀则元气复伤，故进独参汤直补元气，若兼他药，功不专一而且缓矣。及后劳则咳嗽，吐血三口，而见脾肺肾三脉皆洪数，是肺肾既已素亏，而脾亦因劳怒后同虚矣，故即以补中、六味常法进之也。然洪数之脉，未尝无火，独见于肾，犹曰阴虚火旺也，尚可用六味滋阴而火自退；若兼见于脾肺，未有不曰气分有火，若用参、芪，则肺热还伤肺矣。不知从劳怒后吐血，脉见洪数，正是脾肺气虚极处，土被火销，金被火烁，非急补土金，元气何以退销烁之火乎？（《薛案辨疏·卷下·脾肺肾亏损遗精白浊吐血便血等证》）

一妇人性急躁，瘰疬后吐血发热，两胁胀痛，日晡为甚。余以为怒气伤肝，气血俱虚。遂朝用逍遥散倍加炒黑山栀、黄柏、贝母、桔梗、麦门、五味，夕以归脾汤送地黄丸，诸症并愈。（《女科撮要·卷上·经漏不止》）

一妇人素勤苦，因丧子饮食少思，忽吐血甚多而自止，此后每劳则吐数口。瘵证已具，形体甚倦。午前以补中益气，午后以归脾汤送地黄丸而愈。（《女科撮要·卷上·经漏不止》）

一女子素郁结，胸满食少，吐血面赤。用地黄丸及归脾加山栀、贝母、芍药而愈。（《女科撮要·卷上·经漏不止》）

一女子怀抱素郁，胸满食少，吐血面赤。用六味丸及归脾加山栀、贝母、芍药而愈。（《校注妇人良方·卷七·妇人吐血方论第六》）

3. 尿血

一妇人小便出血，服四物、蒲黄之类，更加发热吐痰；加芩、连之类，又饮食少思，虚证蜂起，肝脉弦而数，脾脉弦而缓。此因肝经风热，为沉阴之剂，脾伤不能统摄其血，发生诸脏而然也。予用补中益气汤、六味地黄丸而痊。（《校注妇人良方·卷八·妇人小便出血方论第五》）

二、痰饮

阁老梁厚斋，气短有痰，小便赤涩，足跟作痛，尺脉浮大，按之则涩。此肾虚而痰饮也。用四物送六味丸，不月而康。仲景先生云，气虚有饮，用肾气丸补而逐之。诚开后学之蒙瞆，济无穷之夭枉。肾气丸即六味也。

疏曰：此案脉症其为肾虚也固矣，肾虚而用六味也是矣，而何以兼进四物耶？四物属血剂而非水剂，属肝剂而非肾剂，而用之者，其必有肝血同亏之证耶。曰：然盖脉之浮大，是肾水虚；按之而涩，是肝血虚也。虽只见于尺部而已，为肝肾同亏之证矣。此所以用四物、六味也。至于引仲景先生云气虚有饮，用肾气丸补而逐之者，要知气虚二字，非脾肺之阳气虚，乃肝肾之阴气虚也。若脾肺之阳气虚者，必当用四君、补中之类，而何以用肾气丸耶？盖痰饮属水，肾脏主之，肾水之所以成痰饮者，以肾气不化之故也。故曰肾气虚。今并不曰肾气虚而曰气虚者，以肾为气之本，然必脉症见有肾虚者，宜然耳。（《薛案辨疏·卷下·脾肾亏损头眩痰气等证》）

儒者王录之，素痰甚，导吐之后，大便燥结，头眩眼花，尺脉浮大，按之则涩。此肾气虚而兼血亏也。用四物汤送六味丸四剂，诸症渐退，仍用前法月余，喜其慎疾而康。

疏曰：导吐之法，须合宜而用，不可妄投也。如垢结肠胃，津液枯涸，阻塞隧道，脉反不出，导之则生；若神怯气弱，形体难支，尺寸空虚，虽有阻滞，导之则死。如暴食满胃，难出贲门，路狭难攻，不能达下，吐之则生；若久病致伤胃气，运补犹不足，虽有暴食，吐之则死。故导吐之宜与不宜，死生反掌。立斋常言不可导、仲景所云不可吐者良有以也。盖误吐则伤胃气，误导则伤肾阴。此案既云导吐而变症，法当补阴兼补气，而何以只用补阴耶？曰以症而论，则大便燥结、头眩眼花者，阴虚也；以脉而论，则尺脉浮大、按之则涩者，阴虚也。故只补阴而已。然尺脉属阴，何以更云兼血虚耶？曰尺脉浮大是阴虚，按之则涩是血虚，盖涩脉原属

血虚。若云尺脉浮大，按之无力或按微细，则纯乎阴虚，而不必兼四物汤矣。(《薛案辨疏·卷下·脾肾亏损头眩痰气等证》)

佥宪高如斋，素唾痰。服下痰药，痰去甚多、大便秘结，小便频数，头眩眼花，尺脉浮大，按之如无。余谓肾家不能纳气归源，前药复耗金水而甚。用加减八味丸料，煎服而愈。

疏曰：此案与前案大略相同，而细微实异。前案云导吐之后，大便燥结，用六味丸；此案云下痰甚多、大便秘结，用加减八味丸。前案云尺脉浮大，按之则涩，用六味丸；此案云尺脉浮大，按之如无，用加减八味丸。盖按之则涩，为阴虚，不可热药；按之如无，为阳虚，方可用热药也。然秘结较之燥结，其结更甚，且有小便频数，而用桂似所不宜，不知尺脉按之如无，则其大便秘结、小便频数，岂实火之所为哉？此膀胱不能气化之故也。夫气化则能出焉，虽指小便言，而大便之虚而不出者，独不关于气化者乎？(《薛案辨疏·卷下·脾肾亏损头眩痰气等证》)

秋官张碧虚，面赤作渴，痰盛头晕。此肾虚水泛为痰。用六味地黄丸而愈。

疏曰：面赤作渴、痰盛头晕者，阳明火盛亦有之，然脉必洪实；若肾虚者，脉必洪空或枯劲也。余尝谓水泛为痰之说，有水泛、水沸二种。盖水泛者，肾中之火虚，水无所附而泛于上耳；其痰多清淡如涎，滚滚不竭者是也；法当用八味丸以补之。水沸者，肾中之水，虚火炽于下而沸于上耳；其痰多稠浊如沫，口口相逐者是也；法当用六味丸以摄之。总之皆属肾虚，但分有火无火为要。不可不详察也。(《薛案辨疏·卷下·脾肾亏损头眩痰气等证》)

三、虚劳

其弟云霄，年十五。壬寅夏，见其面赤唇燥，形体消瘦。余曰：子病将进矣。癸卯冬，复见之，曰：病更深矣。至甲辰夏，胃经部分有青色，此木乘土也。始求治，先以六君加柴胡、白芍、山栀、芜荑、炒黑黄连数剂，及四味肥儿丸、六味地黄丸及参、芩、白术、归、芍、麦冬、五味、炙草、山栀三十余剂，肝火渐退，更加龙胆草、柴胡二十余剂，乃去芍加肉桂三十余剂，及加减八味丸，元气渐复而愈。

疏曰：此案先见面赤唇燥、形体消瘦，肾虚也，故有六味丸之用；继见胃经部分有青色，脾气虚也，故有六君子汤之用；次及六味，脾急于肾也；其加柴胡、白芍、山栀、黄连、胆草等药，皆为肝火而设，亦法之当也。独用肥儿丸及芜荑者，小儿疳积方也，何以用乎？不知凡十六岁以前有劳弱证者，悉作疳积治之，此实千古秘法，而立斋先生已先得之矣。至前用寒凉，后用温热，此又识见所不能逮者也。（《薛案辨疏·卷下·脾肺肾亏损虚劳怯弱等证》）

四、发热

一妇人，因夫经商久不归，发寒热，月经旬日方止。服降火凉血，反潮热内热，自汗盗汗，月经频数。余曰：热汗，气血虚也；经频，肝脾虚也。用归脾汤、六味丸而愈。常治兼症，既愈而寒热，当仍用本症药。（《女科撮要·卷上·师尼寡妇寒热》）

大尹徐克明，因饮食失宜，日晡发热，口干体倦，小便赤涩，两腿酸痛，头眩目赤，耳鸣唇燥，寒热痰涌，大便热痛，小便赤涩。又用四物、芩、连、枳实之类，胸膈痞满，饮食少思，汗出如水；再用二陈、芩、连、黄柏、知母、麦冬、五味，言语谵妄，两手举拂。屡治反甚，复求余治。用参、芪各五钱，归、术各三钱，远志、茯神、酸枣仁、炙草各一钱，服之熟睡良久，四剂稍安；又用八珍汤调补而愈。夫阴虚乃脾虚也，脾为至阴，因脾虚而致前症，盖脾禀于胃，故用甘温之剂以生发胃中元气，而除大热。胡为反用苦寒，复伤脾血耶？若前症果属肾经阴虚，亦因肾经阳虚不能生阴耳。经云：无阳则阴无以生，无阴则阳无以化。又云：虚则补其母。当用补中益气、六味地黄以补其母，又不宜用苦寒之药，世以脾虚误为肾虚，辄用黄柏、知母之类，反伤胃中生气，害人多矣。大凡足三阴虚，多因饮食劳役，以致肾不能生肝，肝不能生火，而害脾土不能滋化，但补脾土，则金旺水生，木得平而自相生矣。

疏曰：此案骤遇之未始，非血虚火盛、湿热下流之证，而宜乎四物、知柏为治法之正。而先生即主补中益气者，岂以饮食失宜而晡热体倦互见耶？抑别有色脉可见耶？至于屡服养血清火之剂，而病益增，欲清而反热，欲宽而反塞，而后见先生之见明矣。及至变现诸症，不特脾气虚，而脾阴亦虚，脾阴虚者，不可升提，故从归脾汤而培补其气之品稍安。之后复气血两补，总之皆归重于脾，而不以阴虚责之肝肾者，此先生千古独见也。夫阴虚为脾虚，而脾复禀于胃，故当用甘温之剂。此是创论，裨益无穷。要知阴虚不必皆属色劳伤肾，其实因饮食劳倦所致者多。饮食劳役实伤脾胃，而脾胃为后天生化之源，人所藉以生者，盖惟饮食日进，生此气血。一日不食则饥，三日不食则馁，七日不食则死。非细故也。今之患阴虚者，每多食少倦怠，而医者用药不特寒凉，有损胃气。即四物、六味亦泥滞，有碍于中宫，则食少而体更倦矣。食且不进，安望其病之愈乎？此归脾汤补脾之法为治阴虚证之第一义也。脾称太阴，又名至阴，岂非阴虚者之所当重哉？若果属肾经阴虚，六味丸原不可废然。且曰亦因肾经阳虚，不能生阴，当与补中益气汤同进，是固阳生阴化之妙旨也。（《薛案辨疏·卷上·饮食劳倦亏损元气等证》）

一妇人发热口干，月经不调，肢体无力，腿痛体倦，二膝浮肿。余作足三阴经血虚。用六味丸、逍遥散，兼服两月，形体渐健，饮食渐进，肢体渐消而痊。（《校注妇人良方·卷五·妇人骨蒸劳方论第二》）

一妇人盗汗自汗，遍身酸疼，五心发热，夜间益甚，或咳嗽咽干，或盗汗自汗，月经两三月一至。用加味逍遥散、六味地黄丸兼服，临卧又服陈术丸，三月余，诸症悉愈，其经乃两月一至，又服两月而痊。陈术丸即陈皮、白术为丸。（《校注妇人良方·卷五·妇人骨蒸劳方论第二》）

大尹沈用之，不时发热，日饮冰水数碗，寒药二剂，热渴益甚，形体日瘦，尺脉洪大而数，时或无力。王太仆曰：热之不热，责其无火；寒之不寒，责其无水。又曰：倏热往来，是无火也；时作时止，是无水也。法当补肾，用加减八味丸，不月而愈。

疏曰：倏热往来，是无时而作也；时作时止，是有时而作也。此案不时发热，即倏热往来也，正是无火之证，当用八味丸益火之源以消阴翳者也。而曰饮冰水二碗，寒药二剂，热渴益甚，此即寒之不寒，责其无水之证，当用六味丸壮水之主以制阳光者也。是一人之身，既属无火，而又属无水矣。而孰知其不然也。试观先生用药，不曰补火，不曰补水，而曰补肾；不曰用八味丸，不曰用六味丸，而曰用加减八味丸。是非无火无水之证，而实肾虚、火不归经之证也。夫肾虚而火不归经者，以言乎无火，则火但不归经耳，未尝是绝然无火之寒证；以言乎无水，则水但不能制其上越之热，未尝是绝然无水之热证。故用加减八味丸以引火归原而已。盖龙雷之火飞越上升，时隐时现，故为之不时发热也；销烁肺胃，故为之日饮冰水也。尺脉洪大而数，火未尝无也；时或无力，火未尝有也；或有或无，正火之不归经。处而后知先生察脉审症处方之妙，不越乎古人之模范，亦有不囿乎古人之模范者也。（《薛案辨疏·卷上·肾虚火不归经发热等证》）

一儒者，口干发热，小便频浊，大便秘结，盗汗梦遗，遂致废寝。用当归六黄汤，二剂盗汗顿止；用六味地黄丸，二便调和；用十全大补汤及前丸兼月余，诸症悉愈。

疏曰：此案纯是阴虚火燥证。当归六黄汤虽为盗汗而设，其于小便频浊、大便秘结，未始不可，此不过曰盗汗顿止而已，余症未止也。既以苦寒清火之后，而有所未愈，而后补阴之品，不可不进矣。六味丸难为二便而设，其于口干发热、梦遗废寝，未始不可，此不过云二便调和而已，余症未和也。既以纯阴壮水之后，而有所未愈，而后气血两补之方，不可不进也。然气血两补，当用八珍，何以前用芩、连、黄柏，而后复用肉桂耶？盖芩、连、黄柏既可止盗汗，则可并止口干发热矣，今口干发热仍在者，是火不归经之故耳。此所以用十全，不用八珍也。至于兼服六味丸者，此证原属水虚而非火虚，故当此凉药虽未能全愈，然亦未尝不应，故复兼壮水之方，所以固其本也。（《薛案辨疏·卷上·肾虚火不归经发热

等证》)

吴江晚生沈察顿首云，昔仆年二十有六，所禀虚弱，兼之劳心，癸巳春，发热吐痰，甲午冬为甚。其热时起于小腹，吐痰而无定时。治者谓脾经湿痰郁火，用芩、连、枳实、二陈，或专主心火，用三黄丸之类。至乙未冬，其热多起足心，亦无定时，吐痰不绝，或遍身如芒刺。然治又以为阴火生痰，用四物、二陈、黄柏、知母之类，俱无验。丙申夏，痰热愈甚，盗汗作渴，果属痰耶？阴虚耶？乞高明裁示云云。余曰：此证乃肾经亏损，火不归经，当壮水之主以镇阳光。乃就诊于余。果尺脉洪大，余却虚浮。遂用补中益气及六味地黄丸而愈。后不守禁，其脉复作，余谓火令可忧，当慎调摄，会试且缓。但彼忽略，至戊戌夏，果殁于京。

疏曰：此案实系肾经亏损、火不归经之证。法当用引火归经，如加减八味为是。而先生既明言之矣，何复又言当壮水之主以镇阳光耶？盖此二句是指肾水独虚、相火偏旺，其火无升腾飞越之势第，其煎熬销烁于阴分者为然耳。若肾水既虚，而相火且升腾飞越，如此案之热时起于小腹无定时，其热多起于足心，亦无定时等症，是其症也。非肉桂引火归原不伏，何以独用六味地黄丸，只壮其水耶？且其火因下虚而既上炎矣，何可更用补中益气以升提耶？盖以服芩、连、枳实及三黄、四物、二陈、知、柏之类，脾气已伤，故必用之耶？岂凭于脉，不顾其症，而遂用之耶？盖尺脉洪大，此固肾水虚而相火旺于本经之脉，是宜壮水之主以制阳光，只须六味丸治之也；余却虚浮，则脾气亦虚浮矣，合之尺脉洪大，则虚而且下陷于肾中之脉，亦宜升提下陷，以补中益气治之也。脾气既已下陷，肾水虽虚，是宜先升后降。若先用六味，后用补中，则脾气更陷，升之更难，故先补中益气，后用六味地黄丸治之也。或凭脉法，固不可乱，而心固自当灵也。凡言有者，或一时同进，或早晚兼进，或既补中见功，而以六味收功也。(《薛案辨疏·卷上·肾虚火不归经发热等证》)

一儒者，或两足发热，或足跟作痛，用六味丸及四物加麦冬、五味、玄参治之而愈。后因劳役，发热恶寒、作渴烦躁，用当归补血汤而安。

疏曰：此案现症只是肾虚耳，用六味丸足矣。及四物加味者，岂知其肝肺亦虚而然乎！至于后因劳役而致发热恶寒、作渴烦躁诸症，人以为少阳阳明外邪者有之，以为肺胃实火者有之，以为肾肝阴虚火旺者有之，而不意用当归补血汤而安者，何也？观此汤所治，则曰治气血损伤，肌肉恶寒，面目出色，烦渴引饮，脉洪大而虚、重按似无，此脉虚血虚也。此病多有得于饥饱劳役者云云，是损伤肺胃之气血矣。而此案所以必属肺胃气血损伤者，以明知其因劳役所致，而必更见脉之洪大而虚、重按似无者也。然此症此脉似用补中益气之所宜，而必用当归补血汤耶？曰：以其作渴烦躁也。作渴烦躁，既不可升提，而况其病之本，又从两足发热、脚作痛而来，是肾阴素亏，更不可升提也。（《薛案辨疏·卷下·脾肺肾亏损虚劳怯弱等证》）

五、渴证

一老人冬月口舌生疮，作渴，心脉大而实，尺脉大而虚。余谓：乃下消证也，患在肾，须加减八味丸补之，否则后发疽难疗。彼以为迂，仍服三黄等药降火，次年夏令，果患疽而殁。东垣曰：膈消者，以白虎加人参汤治之。中消者，善食而瘦，自汗，大便硬，小便数。《脉诀》云：口干饶饮水，多食亦肌虚。成消中者，调胃承气汤、三黄丸治之。下消者，烦躁引饮，耳叶焦干，小便如膏。又云：焦烦水易亏，此肾消也，六味地黄丸（加五味子、肉桂即加减八味丸）治之。《总录》所谓未传能食者，必发脑疽、背疮；不能食者，必传中满鼓胀，皆谓不治之证。洁古老人分而治之，能食而渴者，白虎加人参汤；不能食而渴者，钱氏白术散，倍加葛根治之。上中既平，不复传下消矣。前人用药，厥有旨哉！或曰：未传疮疽者何也？此火邪盛也，其疮痛甚而不溃，或赤水者是也。经云：有形而不痛阳之类也，急攻其阳，勿攻其阴，治在下焦。元气得强者生，失强者死。（《外科发挥·卷五·疮疡作渴》）

儒者刘允功，形体魁伟，冬日饮水，自喜壮实。余曰：此阴虚也。不信。一日口舌生疮，或用寒凉之剂，肢体倦怠，发热恶寒，余用六味、补中而愈。

疏曰：凡阴虚之人，不甚倦怠，火盛为之也。此时元气不虚即补其阴足矣。若误服寒凉，以致肢体倦怠，则元气又虚矣。故既投六味又服补中，虽有子母相生之义，然以肢体倦怠而用之也。不然何不合生脉散乎？（《薛案辨疏·卷下·脾肺肾亏损虚劳怯弱等证》）

余甥居宏，年十四而娶，至二十形体肥胖，发热作渴，面赤作胀。或外为衄血，内用降火，肢体倦怠，痰涎愈多，脉洪数鼓指。用六味丸及大补汤加麦冬、五味而愈。

疏曰：此案年十四而娶，即所云年少精未满而御也。精不足者，火必有余；火有余则外象盛满壮丽，而内实不足；更以寒凉日进，脉象亦假，此洪数鼓指者，所谓寒凉鼓激是也。既以补阴为主，即及大补汤者，亦因误服寒凉致伤元气故也。然恐肉桂之热有伤肺阴，故又加麦冬、五味以保之也。（《薛案辨疏·卷下·脾肺肾亏损虚劳怯弱等证》）

六、积聚

一妇人，内热作渴，饮食少思，腹内近左初如鸡卵，渐大四寸许，经水三月一至，肢体消瘦，齿颊似疮，脉洪数而虚，左关尤甚。此肝脾郁结之证。外贴阿魏膏，午前用补中益气汤，午后以加味归脾汤。两月许，肝火少退，脾土少健，仍与前汤送六味地黄丸，午后又用逍遥散送归脾丸。又月余，日用芦荟丸二服，空心以逍遥散下，日晡以归脾汤下。喜其谨疾，调理年余而愈。（《女科撮要·卷上·经候不调》）

第七节　经络肢体病证

一、头痛

尚宝刘毅斋，怒则太阳作痛。用小柴胡加茯苓、山栀，以清肝火，更用六味丸以生肾水，后不再发。

疏曰：两太阳肝胆所属也。因怒作痛，非小柴胡不愈；怒则火上炎，故加茯苓、山栀以降之；然肝火有余，肝阴必不足，六味滋水滋其所生也。而后知人之易怒、多怒者，肝经虚也，亦肾经虚也。不虚则母子之间相生相养，木遂其性矣，何易怒、多怒之有故。见易怒多怒之症，切勿以肝气有余而削之伐之，益虚其虚也。（《薛案辨疏·卷下·肝脾肾亏损头目耳鼻等证》）

一妇人，因劳耳鸣，头痛体倦。用补中益气加麦门、五味而痊。三年后得子。因饮食劳倦，前症益甚，月经不调，晡热内热，自汗盗汗。用六味地黄丸、补中益气汤顿愈。经云：头痛耳鸣，九窍不利，肠胃之所生也。故脾胃一虚，耳目九窍皆为之病。（《校注妇人良方·卷四·妇人血风头痛方论第五》）

二、身痛

先母七十有五，遍身作痛，筋骨尤甚，不能伸屈，口干目赤，头晕痰壅，胸膈不利，小便短赤，夜间殊甚，遍身作痒如虫行。用六味地黄丸料加山栀、柴胡治之，诸症悉愈。（《内科摘要·卷上·元气亏损内伤外感等证》）

一妇人历节作痛，发热作渴，饮食少思，月经过期，诸药不应，脉洪大，按之微细。用附子八物四剂而痛止，用加味逍遥而元气复，六味丸而月经调。（《女科撮要·卷上·历节痛风》）

三、痿证

一男子足痿软，日晡热。余曰：此足三阴虚，当用六味、滋肾二丸补之。

疏曰：足痿软者，多湿淫于下；日晡热者，多肾水亏于内。故用六味直补其肾水，滋肾以祛其湿热，诚对症之方也。然知柏固能祛湿热，而肉桂宁不反助湿热乎？不知湿热当以气化，而出肉桂之温行，是能气化者也，不然则寒滞而不能祛。此法也机也，古人立方之妙旨也。但此方合用，当必察其果，系阴虚湿热、两尺脉必沉数阔大者也。（《薛案辨疏·卷上·元气亏损内伤外感等证》）

知州韩廷议，先患风证，用疏风化痰养血之药，其腿弯骨内发热作痛；服十味固本丸、天麻丸益甚，两尺脉数而无力。余以为肾水不能涵肝木，虚火内动而作，非风邪所致也。不信，服羌活愈风汤之类。四肢痿软，遍身麻木，痰涎上涌，神思不清。余曰：皆脾气亏损，不能荣养周身，脾弱不能摄涎归源。先以六君加芎、归、木香数剂，壮其脾气，以摄涎归源。又用八珍汤类数剂，以助五脏生化之气，而荣养周身，诸症渐愈。乃朝服补中益气汤，培养脾肺；夕用六味地黄丸，滋补肝肾，如此三月而安。

疏曰：此案脉症显然易知其为肾经虚火。盖腿膝骨属肾经，发热作痛属虚火；两尺属肾经，数而无力属虚火。奈何不治其本，更以羌活愈风汤复伤脾气，以致变生诸症，皆脾经气血两虚。而独言脾气者，因气虚甚于血虚也。先以六君壮其脾气也，脾气壮，则自能摄涎归源矣；初无摄涎之品也，加芎、归者，不忘乎血虚也；加木香，鼓动其气也，惟鼓动，故能摄也。继之以八珍助五脏生化之气也，助其生化，则自荣养周身矣。初无荣养之品也，八珍气血两补之方也，补气血而云助五脏，五脏皆气血所养故也，气血得补，即为助生化之气，而周身得以荣养也。末又一升一降之法调补之，斯又所谓滋其生化之源也，且补中所以治羌活愈风汤以后之症，六味所以治羌活愈风汤以前之症也。（《薛案辨疏·卷上·元气亏损内伤外感等证》）

四、鹤膝风

鹤膝风乃调摄失宜，亏损足三阴经，风邪乘虚而入，以致肌肉日瘦，内热减食，肢体挛痛，久则膝大而腿细，如鹤之膝，故名之。若伤于脾胃者，补中益气汤为主；伤于肝肾者，六味丸为主。若欲其作脓，或溃后，十全大补汤为主，皆佐以大防风汤。初起须以葱熨，可以内消。若……形瘦嗜卧，寝息发热，痰盛作渴，小便频数，五脏虚损也，用六味丸。（《外科枢要·卷二·论鹤膝风》）

一妇人患之，虽溃而肿不消，朝寒暮热，饮食不思，经水三四月一至。此属肝脾气血俱虚也。用补中益气、加味归脾二汤，各三十余剂，肿渐消而寒热止；又佐以大防风，月余而能步履，再月余

经行如期；又服六味丸、八珍汤，三月而愈。(《校注妇人良方·卷二十四·妇人鹤膝风方论第九》)

一儒者腿筋弛长，月余两膝肿痛。此阴虚湿热所乘也。用六味丸为主，佐以八珍汤加牛膝、杜仲，间以补中益气汤，三月余而消。(《外科枢要·卷二·论鹤膝风十五》)

一妇人发热口干，月经不调，两腿无力。服祛风渗湿之剂，腿痛体倦，二膝浮肿，经事不通。余作肝脾肾三经血虚火燥证，名鹤膝风。用六味、八味二丸兼服，两月形体渐健，饮食渐进，膝肿渐消，不半载而痊。前症若脾肾虚寒，腿足软痛，或足膝枯细，用八味丸；若饮食过多，腿足或臀内酸胀，或浮肿作痛，用补中益气加茯苓、半夏主之。(《女科撮要·卷上·经候不调》)

第一节　月经病

一、月经先期

一妇人月经先期，素有痛证，每劳必作，用众手重按，痛稍止。此气血虚而有火。用十全大补加独活治之而痛痊，用六味丸、逍遥散而经调。(《女科撮要·卷上·历节痛风》)

一妇人经水先期，劳役或气恼则寒热瘙痒。服祛风降火等药，不劳怒而自痒发热，更加痰喘气促；服化痰清气之药，形气倦怠，食少胸痞，身发疮疹；服消毒之类，脓水淋漓；服大麻风药，口干作渴，欲水而不敢饮，经水又过期，眉间若动，又服月余，眉毛脱落，经水淋漓。余谓心肝二经风热相搏，制金不能平木，木克脾土而不能统血，肝火旺而不能藏血也。眉间属甲木而主风，风动血燥而眉毛脱落又若动也。经云：水生木。遂朝用地黄丸以滋肾水生肝血，夕用加味逍遥散以清肝火生肝血，月余诸症渐愈；又佐以四君、芎、归、牡丹皮，月余，经水旬日而止。又两月余，经水五十余日而至，乃夕用五味异功散加当归服两月，经水四十余日而至。因怒恼寒热，经水如崩，眉棱觉动，脉洪数弦，肝脾二经为甚。用柴胡栀子散二剂以平肝火，用五味异功散二剂以补脾气，发热顿退，经水顿止；更以八珍汤倍加参、术及地黄丸，两月余经水如期，眉毛渐生。因饮食停滞，腹胀作痛，另服祛逐之剂，泄泻不止，小腹重坠，饮食甚少。余先用六君子汤送四神丸，数剂泻渐止，饮食稍进；又用补中益气汤倍用升麻数剂，重坠渐愈。后因劳心发热，饮食难化，呕吐涎水，其热自脐上起，觉饥热频作。乃用六君子汤加炮姜治之，热时饮稠米汤，稍安，两月余；又常服加味归脾、补中益气二汤而痊。(《疬疡机要·中卷·续治诸证》)

二、 月经后期

一妇人年五十，内热晡热，经水两三月一来。此血虚而有热，用逍遥散加山茱治之而愈。若兼有痰作渴，或小便不调，或头晕白带，宜用肾气丸。(《女科撮要·卷上·经候不调》)

三、 闭经

一妇人久患疟，形体怯弱，内热晡热，自汗盗汗，饮食少思，月事不行。服通经丸，虚证悉具。此因虚而致疟疾，因疟而致经闭。用补中益气及六味地黄丸，各百余剂，疟愈而经自行。(《女科撮要·卷上·经闭不行》)

一妇人久患疟，疟作则经不行，形虚脉大，头痛懒食，大便泄泻，小便淋漓，口干唇裂，内热腹膨。皆元气下陷，相火合病。用补中益气汤治之寻愈；惟不时头痛，乃加蔓荆子而痛止；又兼用六味地黄丸而经行。(《女科撮要·卷上·经闭不行》)

一妇人因劳，耳鸣头痛体倦。此元气不足，用补中益气加麦门、五味而痊。三年后得子。因饮食劳倦，前症益甚，月经不行，晡热内热，自汗盗汗。用六味地黄丸、补中益气汤顿愈。前症若因血虚有火，用四物加山栀、柴胡，不应，八珍加前药；若气虚弱，用四君子。若怒耳便聋或鸣者，实也，小柴胡加芎、归、山栀；虚用补中益气加山栀。若午前甚，作火治，用小柴胡加炒连、炒栀，气虚用补中益气；午后甚，作血虚，用四物加白术、茯苓。若阴虚火动，或兼痰甚作渴，必用地黄丸以壮水之主。经云：头痛耳鸣，九窍不利，肠胃之所生也。脾胃一虚，耳目九窍皆为之病。(《女科撮要·卷上·经闭不行》)

一妇人胃气素弱，为哭母吐血咳嗽，发热盗汗，经水三月不行。余以为悲则伤肺，思则伤脾。遂朝服补中益气加桔梗、贝母、知母，夕用归脾汤送地黄丸而愈。(《女科撮要·卷上·经闭不行》)

第二节 带下病

愚按 徐用诚先生云：前症白属气，而赤属血。东垣先生云：崩久则亡阳，故白滑之物下流，未必全拘于带脉，亦有湿痰流注下焦，或肾肝阴淫之湿胜，或因惊恐而木乘土位，浊液下流，或思慕为筋痿。戴人以六脉滑大有力，用宣导之法，此泻其实也。东垣以脉微细沉紧，或洪大而虚，用补阳调经，乃兼责其虚也。丹溪用海石、南星、椿根皮之类，乃治其湿痰也。窃谓前症，皆当壮脾胃、升阳气为主，佐以各经见症之药。色青者属肝，用小柴胡加山栀、防风；湿热壅滞，小便赤涩，用龙胆泻肝汤；肝血不足，或燥热风热，用六味丸。色赤者属心，用小柴胡加黄连、山栀、当归；思虑过伤，用妙香散等药。色白者属肺，用补中益气加山栀。色黄者属脾，用六君子加山栀、柴胡；不应，用归脾汤。色黑者属肾，用六味丸；气血俱虚，八珍汤；阳气下陷，补中益气汤；湿痰下注，前汤加茯苓、半夏、苍术、黄柏；气虚痰饮下注，四七汤送六味丸。不可拘肥人多痰、瘦人多火，而以燥湿泻火之药轻治之也。（《校注妇人良方·卷一·带下方论第十六》）

一妇人头晕唾痰，胸满气喘，得食稍缓，苦于白带二十余年矣，诸药不应。余曰：此气虚而痰饮也，饮愈而带始愈。遂用六味地黄丸，不月而验。（《女科撮要·卷上·带下》）

第三节 妊娠病

一、 妊娠咳喘

一妊娠气喘痰甚，诸药不应，问治于余。询之云，素有带下，始于目下浮两月余，其面亦然。此气虚而有痰饮也。用六味丸料，数剂而愈。（《女科撮要·卷下·保胎》）

一妊妇嗽则便自出。此肺气不足，肾气亏损，不能司摄。用补

中益气汤以培土金、六味丸加五味以生肾气而愈。(《校注妇人良方·卷十三·妊娠咳嗽方论第七》)

一妊妇咳嗽，其痰上涌，日五六碗许，诸药不应。予以为此水泛为痰。用六味丸料及四君子汤各一剂稍愈，数剂而安。(《校注妇人良方·卷十三·妊娠咳嗽方论第七》)

二、妊娠遗尿

一妊娠遗尿内热，肝脉洪数，按之微弱，或两太阳作痛，胁肋作胀。余以为肝火血虚，用加味逍遥散、六味地黄丸寻愈。后又寒热，或发热，或恚怒，前症仍作。用八珍汤、逍遥散兼服，以清肝火、养肝血而痊。(《校注妇人良方·卷十五·妊娠尿血第七》)

三、妊娠尿血

一妊妇因怒尿血，内热作渴，寒热往来，胸乳间作胀，饮食少思，肝脉弦弱。此肝经血虚而热也。用加味逍遥散、六味地黄丸，兼服渐愈，又用八珍汤加柴胡、丹皮、山栀而痊。(《校注妇人良方·卷十五·妊娠遗尿方论第六》)

第四节 产后病

一、产后发热

产后寒热，因气血虚弱，或脾胃亏损，乃不足之证。经云：阴虚则发热，阳虚则恶寒。若兼大便不通，尤属气血虚弱，切不可用发表降火。若寸口脉微，名阳气不足，阴气上入于阳中则恶寒，用补中益气汤；尺部脉弱，名阴气不足，阳气下陷于阴中则发热，用六味地黄丸。大抵阴不足，阳往从之，则阳内陷而发热；阳不足，阴往从之，则阴上入而恶寒。此阴阳不归其分，以致寒热交争，故恶寒而发热也，当用八珍汤。若病后四肢发热，或形气倦怠，此元气未复，湿热乘之耳，宜补中益气汤。若肌热大渴引饮，目赤面红，此血虚发热，用当归补血汤。若认为寒则误矣。(《女科撮要·

卷下·产后寒热》)

二、产后咳嗽

一产妇咳嗽痰盛，面赤口干，内热晡热，彻作无时。此阴火上炎，当补脾肾。遂用补中益气汤、六味地黄丸而愈。(《女科撮要·卷下·产后咳嗽》)

三、产后瘛疭

一产妇先胸胁乳内胀痛，后因怒，口噤吐痰，臂不能伸，小便自遗，左三部脉弦。余谓此肝经血虚，而风火所致，不能养筋。先用加味逍遥散治之，臂能屈伸，又以补肝散、六味丸，诸症悉愈。(《校注妇人良方·卷十九·产后瘛疭方论第十二》)

四、产后头痛

一妇人产后头痛面青二年矣，日服四物等药。余谓肾水不能生肝木而血虚。用六味丸加五味子，两月而痊。(《校注妇人良方·卷二十二·产后寒热方论第一》)

五、产后血崩

一产妇血崩，因怒其血如涌，仆地口噤目斜，手足抽搐。此肝经血耗生风。余用六味丸料一剂，诸症悉退，但食少晡热，佐以四君、柴胡、牡丹皮而愈。(《校注妇人良方·卷二十二·产后血崩方论第七》)

六、产后淋证

一产妇小水淋沥，或时自出，用分利降火之剂，二年不愈。余以为脾肾之气虚，用补中益气汤、六味地黄丸而痊。(《校注妇人良方·卷二十三·产后诸淋方论第五》)

七、产后小便频

一产妇患前症，吐痰发热，日晡作渴，此膀胱阴虚，用补中益气汤，佐以六味丸而愈。又患痢后小便频数，手足俱冷，属阳气虚寒，用前汤及八味丸而瘳。(《校注妇人良方·卷二十三·产后小便频数方论第六》)

第五节　其他疾病

一、不孕症

愚按　丹溪先生云：人之育胎者，阳精之施也。阴血能摄之，精成其子，血成其胞，胎孕乃成。今妇人无子者，率由血少不足以摄精也。血之少也，因非一端，然欲得子者，必须补其精血，使无亏欠，乃可以成胎孕。若泛用秦桂丸之剂，熏戕脏腑，血气沸腾，祸不旋踵矣。窃谓妇人之不孕，亦有因六淫七情之邪，有伤冲任；或宿疾淹留，传遗脏腑；或子宫虚冷；或气旺血衰；或血中伏热；又有脾胃虚损，不能营养冲任。审此，更当察其男子之形气虚实何如，有肾虚精弱，不能融育成胎者；有禀赋微弱，气血虚损者；有嗜欲无度，阴精衰备者，各当求其源而治之。至于大要，则当审男女之尺脉。若左尺微细，或虚大无力者，用八味丸；左尺洪大，按之无力者，用六味丸；两尺俱微细，或浮大者，用十补丸。又巢氏谓夫妻年命克制、坟墓不利者，理或有之。若误用辛热燥血，不惟无益，反受其害。今以素不生育，病愈后而得子者附于下。（《校注妇人良方·卷九·陈无择求子论第一》）

二、阴疮

一妇人热痛，用寒凉败毒，饮食不入，时欲呕吐，小腹重坠，似欲去后。此脾胃亏损，元气下陷，证属虚寒。先用补中益气加炮姜二剂，重坠如失；再用前汤加茯苓、半夏，二十余剂而愈；乃以归脾少加柴胡、升麻，六味地黄丸，调理两月余而康。（《女科撮要·卷上·阴疮》）

三、耳痛

一妇人耳内外或作痛，或赤肿，或寒热，月经旬日而止，潮热内热，自汗盗汗。余以为肝脾气血俱虚而有热。用归脾汤、六味丸而愈。（《校注妇人良方·卷二十四·妇人耳聤痛方论第二》）

第四章

外科医案

第一节 疮 疡

疮疡之证，有五善，有七恶。五善见三则瘥，七恶见四则危。夫善者：动息自宁，饮食知味，便利调匀，脓溃肿消，水鲜不臭，神彩精明，语声清朗，体气和平是也。此属腑证，病微邪浅，更能慎起居、节饮食，勿药自愈。恶者：乃五脏亏损之证，多因元气虚弱；或因脓水出多，气血亏损；或因汗下失宜，荣卫消铄；或因寒凉克伐，气血不足；或因峻厉之剂，胃气受伤，以致真气虚而邪气实，外似有余而内实不足。法当纯补胃气，多有可生，不可因其恶，遂弃而不治。若大渴发热，或泄泻淋闭者，邪火内淫，一恶也，竹叶黄芪汤；气血俱虚，八珍汤加黄芪、麦门、五味、山茱萸；如不应，佐以加减八味丸煎服。脓血既泄，肿毒尤甚、脓色败臭者，胃气虚而火盛，二恶也，人参黄芪汤；如不应，用十全大补汤加麦门、五味。目视不正、黑睛紧小、白睛青赤、瞳子上视者，肝肾阴虚而目系急，三恶也，六味丸料加炒山栀、麦门、五味；如不应，用八珍汤加炒山栀、麦门、五味。喘粗气短、恍惚嗜卧者，脾肺虚火，四恶也，六君加大枣、生姜；如不应，用补中益气汤加麦门、五味；心火刑克肺金，人参平肺散；阴火伤肺，六味丸加五味子煎服。肩背不便、四肢沉重者，脾胃亏损，五恶也，补中益气汤加山茱萸、山药、五味；如不应，用十全大补汤加山茱萸、山药、五味。不能下食、服药而呕、食不知味者，胃气虚弱，六恶也，六君子汤加木香、砂仁；如不应，急加附子。声嘶色败、唇鼻青赤、面目四肢浮肿者，脾肺俱虚，七恶也，补中益气汤加大枣、生姜；如不应，用六君子汤加炮姜；更不应，急加附子，或用十全大补汤加附子、炮姜；腹痛泄泻、咳逆昏愦者，阳气虚、寒气内淫之恶症，急用托里温中汤，复用六君子汤加附子，或加姜、桂温补。此七恶之治法者也。(《外科枢要·卷一·论疮疡五善七恶主治二》)

疮疡之作，皆由膏粱浓味，醇酒炙煿，房劳过度，七情郁火，阴虚阳辏，精虚气节，命门火衰，不能生土；荣卫虚弱，外邪所袭，气血受伤而为患。当审其经络受证、标本缓急以治之。若病急而元气实者，先治其标；病缓而元气虚者，先治其本；或病急而元气又虚者，必先于治本，而兼以治标。大要肿高骨痛、脓水稠黏者，元气未损也，治之则易；漫肿微痛、脓水清稀者，元气虚弱也，治之则难；不肿不痛，或漫肿暗黑不溃者，元气虚甚，治之尤难者也。主治之法，若肿高焮痛者，先用仙方活命饮解之，后用托里消毒散……自汗盗汗，五脏虚也，六味丸料加五味子；食少体倦，脾气虚也，补中益气加茯苓、半夏……大凡怯弱之人，不必分其肿溃，惟当先补胃气。或以参芪满中，间有用者，又加发散败毒，所补不偿所损。又有泥于气质素实，或有痰，不服补剂者，多致有误。殊不知疮疡之作，缘阴阳亏损，其脓既泄，气血愈虚，岂有不宜补者哉！故丹溪先生云：但见肿痛，参之脉症虚弱，便与滋补，气血无亏，可保终吉。(《外科枢要·卷二·论疮疡当明本末虚实三》)

一、疮

1. 下部疮肿

儒者章立之，左股作痛，用清热渗湿之药，色赤肿胀，痛连腰胁，腿足无力。余以为足三阴证。用补中、六味两月余，元气渐复，诸症渐退。喜其慎疾，年许而痊。

疏曰：凡痛在一处者，大概皆以经络阻滞治之，或气或血或痰饮或闪挫或湿热或肿毒，未有不用消克通利之品。即曰股属三阴部分，若虚则两股皆痛，亦何限左右乎？今曰左股作痛，宜乎清热渗湿之药矣。及至色赤肿胀，未有不疑其湿热之甚，肿毒之成也；即痛连腰胁，腿足无力，亦痈疽剧症之所恒有。虽或知其三阴虚也，而且消之散之解之攻之，俟其赤肿退而后补之，此常法也，孰敢即用补中、六味乎？甚矣，即用补中、六味而至两月余，然后元气渐复，诸症渐退，且曰喜其慎疾，年许而痊。吾不意此案之虚而至此乎？然非医者明眼不能治，非病者笃信不能愈也。夫以一路之法，而至两月余而后诸症渐退，医者不更方，病者不易医，其孰能焉哉？（《薛案辨疏·卷下·肝脾肾亏损下部疮肿等证》）

府庠钟之英，两腿生疮，色暗如钱，似癣者三四，痒痛相循，脓水淋漓，晡热内热，口干面黧。此肾虚之证。用加味六味丸，数日而愈。此等证候，用祛风败毒之剂，以致误人多矣。

疏曰：两腿虽阴分，而生疮色暗，不过湿热之气下流而已，而况脓水淋漓者乎？不知果系湿热，当不止于如钱似癣者三四而已，所谓疮为肾疳，于面黧更足征矣。虽然面黧不足征之，凡属肾虚者，其疮必经年累月，涂抹而不除者，亦非定生于两腿而已。（《薛案辨疏·卷下·肝脾肾亏损下部疮肿等证》）

2. 口舌疮

一儒者口苦而辣，此肺肝火证。先以小柴胡加山栀、胆草、茯苓、桑皮而渐愈，更以六君加山栀、芍药而痊瘥。若口苦胁胀、小便淋沥，此亦肝经之病，用六味丸以滋化源。（《口齿类要·口疮》）

一男子口臭，牙龈赤烂，腿膝痿软，或用黄柏等药益甚，时或口咸。此肾经虚热。余用六味丸悉瘥。（《口齿类要·口疮》）

3. 翻花疮

一上舍，素膏粱善怒。耳下结一核，从溃而疮口翻张如菌，焮连头痛，或胸胁作胀，或内热寒热。或用清热消毒之药，年余未瘥。余用补中益气汤、六味地黄丸而寻愈。（《外科枢要·卷二·论翻花疮二十一》）

一男子项患肿，痰涎涌甚。用散坚行气等剂，肿硬愈甚，喘气发热，自汗盗汗，体倦食少。余曰：此属足三阴亏损，当滋化源。

不信，反追蚀，患处开翻六寸许，岩色赤，日出鲜血，三月余矣。肝脉弦洪紧实。余用大补汤加麦门、五味，五十余剂，诸症渐愈，血止三四。复因怒，饮食顿少，其血涌出。此肝伤不能藏，肺伤不能摄也。用补中益气汤为主，加五味、麦门，其血顿止；再以六味丸加五味子常服，疮口敛至寸许。遂不用药，且不守禁而殁。（《外科枢要·卷二·论翻花疮二十一》）

4. 耳疮

一儒者因怒，耳内作痛出水。或用祛风之剂，筋挛作痛，肢体如束。此肝火伤血也。用六味丸料，数服而愈。（《外科枢要·卷二·论耳疮二》）

太卿魏庄渠，癸卯仲冬，耳内作痛，左尺洪大而涩。余曰：此肾水枯竭，不能生肝木，当滋化源。彼不信，仍杂用直补之剂。余谓其婿陆时若曰：庄渠不能生肾水，来春必不能起。至明年季春十八日，复请治，昏愦不语，顺耳之分已有脓矣，且卵缩便数。方信余言，求治。辞不克，用六味丸料一钟，阴茎舒出，小便十减六七，神思顿醒。余曰：若砭脓出，庶延数日，为立嗣之计，否则脓从耳出，死立待矣。或谓不砭可生者，余因辞归。翌日，果耳内出脓，至二十一日己未火日而卒。（《外科枢要·卷二·论耳疮二》）

5. 下疳疮

庶给士刘华甫，或茎中作痛，或窍出白津，或小便秘涩。先用小柴胡汤加山栀、泽泻、黄连、木通、胆草、茯苓，二剂，以清肝火、导湿热，诸症渐愈。后因劳倦，忽然寒热。此元气复伤也。用补中益气而安，又用六味丸，以生肝血滋肾水而痊愈。（《外科枢要·卷三·论下疳疮五》）

州守姜节甫，患前症，脓水淋漓，作渴吐痰，午前恶寒，午后发热。余曰：午前恶寒，属阳气虚弱；午后发热，属阴血不足。不信，反服二陈、黄柏、知母之类，饮食益少，大便不实，又日晡热渴，小腹重坠，患处焮痛。恪用四物、黄柏、知母之类，饮食亦不思。余以脾气虚而下陷。先用补中益气汤，调养脾胃，以升阳气，诸症渐愈，又用六味丸，滋补肾水以生肝血而痊。（《外科枢要·卷

三·论下疳疮五》）

一儒者茎中作痒，发热倦怠，外皮浮肿，二年矣。用八珍加柴胡、山栀，及六味地黄丸而愈。有兼阴毛间生虫作痒者，用桃仁研烂涂之。（《外科枢要·卷三·论下疳疮五》）

6. 肾脏风疮

肾脏风属肾虚，风邪乘于臁胫，以致皮肤如癣，或渐延上腿，久则延及遍身。外证则搔痒成疮，脓水淋漓，眼目昏花；内证则口燥舌干，腰腿倦怠，吐痰发热，盗汗体疲。治法用六味丸为主，佐以四生散。若脾胃虚弱者，用补中益气为主，佐以六味丸、四生散为善。（《外科枢要·卷三·论肾脏风疮九》）

钦天薛循斋，六十有一，两臁患之，脓水淋漓，发热吐痰四年矣。此肾脏风证也，与六味丸、四生散而瘥。年余复作，延及遍身，日晡益甚，痰渴盗汗，唇舌生疮，两目昏赤。皆肾经虚火，而水泛为痰，用加减八味丸而愈。三年后，小便淋漓，茎中涩痛。此思色精不出而内败也，用前丸，及补中益气汤加麦门、五味而愈。（《外科枢要·卷三·论肾脏风疮九》）

7. 足跟疮

一膏粱之人，两脚发热作渴，左尺脉数而无力。余谓：此足三阴亏损，防患疽。不信，反服清热化痰之药，更加晡热头晕。又服四物、黄柏、知母，日晡热甚，饮食渐少，面部见发疽。余用补中益气、六味地黄丸，百余服。而其不信，患疽以致不起者多矣。（《外科枢要·卷三·论足跟疮十一》）

一妇人两足发热，两跟作痛，日晡热甚。余以为肝肾血虚。用加味逍遥散、六味地黄丸，五十余剂，诸症悉愈。（《外科枢要·卷三·论足跟疮十一》）

一妇人素血虚，因大劳，两足发热晡热，月经过期。或用四物、黄连，饮食少思，胸痞吐痰；用二陈、枳实、黄连，大便不实，吐痰无度，足跟作痛。余曰：足热晡热，月经过期，乃肝脾血虚也；胸痞吐痰，饮食少思，脾胃虚也。盖胃为五脏之根本，胃气一虚，诸症悉至。先用补中益气汤加白茯苓、半夏，脾胃渐健，乃

佐以六味地黄丸，以补脾肾，不两月而痊。（《外科枢要·卷三·论足跟疮十一》）

一妇人经候不调，发热晡热，胸膈不利，饮食少思。服清热宽中消导之剂，前症益甚，更兼肢体酸痛；服除湿化痰等药，经候两月一至；服通经降火等剂，两足跟趾作痛，其热如炙。余以为足三阴亏损。用补中益气、六味地黄丸，两月诸症渐退，又用前汤并八珍散，两月而康。（《外科枢要·卷三·论足跟疮十一》）

8. 血风疮

一妇人性躁，寒热口苦，胁痛耳鸣，腹胀溺涩年余矣。证属肝火。用四君加柴胡、炒山栀、炒龙胆数剂，乃与逍遥散兼服而疮愈；又与六味丸及逍遥散，七十余剂，诸症悉退。若有愈后身起白屑，搔则肌肤如帛所隔，此气血虚不能营于腠理，用大补之剂；若有愈后发热，身起疙瘩痒痛，搔破脓水淋漓，经候不调，此肝火血热，用四物加柴胡、山栀、白术、茯苓、丹皮、甘草。（《女科撮要·卷上·血风疮》）

二、疽

1. 鬓疽

州守胡廷器年七十，患前症，肿焮作痛，头目俱胀。此肾水不足，肝胆火盛而血燥也。用六味丸料，四剂，疮头出水而愈。后因调养失宜，仍肿痛发热喘渴，脉洪大而虚。此脾胃之气伤也。用补中益气，以补脾胃；用六味地黄丸，以补肝肾而痊。（《外科枢要·卷二·论鬓疽三》）

2. 多骨疽

举人于廷器，腿患流注，年余出腐骨少许，午前畏寒，午后发热，口干痰唾，小便频数。余以为足三阴亏损。朝用补中益气汤，夕用六味丸料加黄芪、当归、五味子，各三十余剂；外用豆豉饼，诸症渐愈；又以十全大补之类，喜其慎疾而愈。（《外科枢要·卷二·论多骨疽二十》）

一男子上腭肿硬，年余方溃，内热作渴，肢体消瘦，六脉洪

大，左手尤甚。用补中益气汤、六味丸，出腐骨一块；仍服前药，诸症悉去，疮口亦敛。(《外科枢要·卷二·论多骨疽二十》)

一男子十六岁，间足肿暗，溃而露骨，体瘦盗汗，发热口干。用十全大补汤、六味地黄丸，各五十余剂而愈。不然，多变瘵证，或沥尽气血而亡。(《外科枢要·卷二·论多骨疽二十》)

3. 其余疽

封君袁怀雪，背疽发热作渴，脉数无力。用四物加黄柏、知母、玄参、山栀、连翘、五味、麦门、银花，背疽渐退；又加白芷、参、芪，腐肉尽溃。因停药且劳，热渴仍作。乃以参、芪、归、芷、炙草、山药、山茱、茯苓、泽泻、肉桂而愈，又以六味丸及十全大补而敛。(《外科枢要·卷一·论疮疡小便淋漓频数不利十九》)

一男子患此入房，两臂硬肿，二便不通。余谓：肾开窍于二阴，乃肝肾亏损也。用六味丸料加车前、牛膝而二便利，用补中益气而肿硬消，喜其年少得生。(《外科枢要·卷二·论附骨疽十九》)

三、痈

1. 乳痈

封君袁阳泾，左乳内结一核，月余赤肿。此足三阴虚，兼怒气所致。用八珍汤加柴、栀、丹皮治之，诸症渐退，又用清肝解郁汤而愈。时当仲秋，两目连劄，肝脉微弦。此肝脉火盛而风动也，更加龙胆草五分，并六味地黄丸而愈。若有清热败毒、化痰行气，鲜有不误者。(《外科枢要·卷二·论乳痈乳岩结核八》)

一儒者，两乳患肿。服连翘饮，反坚硬，食少内热，胸胁作痛，日晡头痛，小便赤涩。此足三阴虚而兼郁怒，前药复损脾肺。先用六君子加芎、归、柴胡、山栀，四十余剂，元气复而自溃；乃作痛恶寒，此气血虚也，用十全大补汤，六味丸而愈。(《外科枢要·卷二·论乳痈乳岩结核八》)

2. 腹痛

上舍毛体仁，素阴虚。春初咳嗽，胸中隐痛，肾脉数而无力，肺脉数而时见。此肾脉亏损，阴火炽盛。用六味地黄丸料一剂，服之，病势虽减，内痈已成。盖因元气虚，而未能发出，火令可畏。不信，服痰火之剂，两月后，乳间微肿，脉洪数而无力。余曰：脓内溃矣，当刺出其脓，以免内攻之祸。不信，又月余，请视。但针得一孔，脓兜不利，仍复内攻，唇舌青赤。余曰：脏腑已坏，吾何能治之！后果殁。（《外科枢要·卷二·论腹痈十三》）

3. 臀痈

儒者杨启元，左臀患此。敷贴凉药，肿彻内股；服连翘消毒散，左体皆痛。余以为足三阴亏损。用补中益气汤以补脾肺，用六味丸加五味以补肝肾，股内消而臀间溃，又用十全大补汤而疮口敛。（《外科枢要·卷三·论臀痈一》）

4. 囊痈

给事陆贞山，肿赤胀痛，小便涩滞，寒热作渴。此肝肾阴虚湿热下注也，当清肝火除湿毒。遂用柴胡、炒龙胆、吴茱萸、炒黄连、当归、银花、皂角刺、赤芍药、防风、木通、甘草节，一剂肿痛渐退；少加防风、木通、川芎、茯苓作饮，下滋肾丸以补阴，其热肿俱退。但内有一条筋不消，此肝经血虚气损也，当滋肾水。用六味丸料，去茯苓加五味，二剂；再用补中益气加茯苓作饮，送滋肾丸，筋顿消而愈。（《外科枢要·卷三·论囊痈二》）

知州王汝道，先晡热发热，肢体倦怠，入房则腿足酸软，足心热至腿膝，六脉洪数，两尺为甚。余以足三阴虚，欲滋补化源。彼反服苦寒降火之剂，后阴囊肿胀；用治疝之药，肿胀益甚，形气愈虚；服温补之药，肿痛上攻，小便不利。两尺脉洪滑，按之虚甚。余曰：此囊痈也，因气血虚而不能溃也。用补中益气汤加山药、山茱萸、车前子、柴胡、山栀，一剂肿胀顿消；随用六味丸料加车前、牛膝、柴胡、山栀，一剂小便渐通；乃用活命饮，与前二药消息兼用，至二十余剂，囊裂出秽脓甚多；乃用托里消毒散，六剂脓秽清；又用托里散数剂，脓水渐少；更用补阴托里散，及十全大补，五十余剂而痊。（《外科枢要·卷三·论囊痈二》）

一膏粱之客，阴囊肿胀，小便不利。此中焦积热，乘虚下注。先用龙胆泻肝汤，加黄柏、知母、黄连、牛膝，四剂渐愈；后用补阴八珍汤加柴胡、山栀而愈。后不守禁忌，前症复作，仍用补阴八珍汤、补中益气汤、六味丸而痊。又因劳发热，自用四物、黄柏、知母之类，虚证悉具，疮口开大。余谓：五脏气血俱虚也。朝用补中益气，夕用六君子加当归，各五十余剂，疮口渐敛，又用六味丸，调补痊愈。(《外科枢要·卷三·论囊痈二》)

府庠李达卿，素肾虚发热，久服黄柏、知母之类，形体渐瘦，遗精白浊，晡热唾痰。余曰：此肾水亏损，虚火内炽。用补中益气之类，加麦门、五味，前症将愈。又别用清热凉血之剂，饮食少思，唾痰不止。余以为脾肺复虚，不能摄涎归源，仍用前汤加茯苓、半夏而愈。后入房头晕，吐痰，腰骨作痛，大小便道牵痛。余曰：此精已耗而复竭所致，危殆之证也。遂朝用前汤加麦门、五味，夕用六味丸料加五味子、萆薢，五十余帖，诸症顿退。后又入房，阴囊阴茎作痛，别用淡渗之剂，阴囊内溃。余用补阴托里之剂，出脓甚多，喜肿消痛止。竟不善调养，以致大便不通，小便如淋，痰涎上涌。余曰：肾虚之证复作矣，诚为可虑。有保其可生者，用礞石滚痰丸、牛黄清心丸之类，吐痰愈加。余曰：非惟无以保其生，而反促其危矣。固辞不治，后果殁。(《外科枢要·卷三·论囊痈二》)

一男子醉而入房，阴囊肿胀大如斗，小腹胀闷，小水淋赤，发热口干，痰涎壅甚。此膀胱阴虚酒毒所乘也。用六味丸料加车前、牛膝作饮，下滋肾丸，诸症顿退；再加五味、麦冬，二剂而愈；却以补中益气加麦门、五味，调理而康。若用淡渗，复损真阳，决致不起。(《外科枢要·卷三·论囊痈二》)

5. 悬痈

尚书鲍希传，足发热。服四物、黄柏、知母之类，年余患囊痈，唾痰作渴饮汤，其热至膝；更加芩、连、二陈，热痰益甚。谓余曰：何也？余曰：此足三阴亏损，水泛为痰，寒凉之剂，伤胃而甚耳。遂先用补中益气，夕用六味丸，间佐以当归补血汤，半载乃愈。(《外科枢要·卷三·论悬痈三》)

赵州守患此症，肿多作痛，五月余矣。晡热口干，盗汗，食少体倦，气短，脉浮数而无力。此足三阴气血亏损。用补中益气加制甘草、麦门、五味，三十余剂，食进势缓，又用六味丸料，五十余剂，脓溃疮敛。后因脓作痛少食，胁痛发热，又用前药。赖其禀实，慎疾而愈。（《外科枢要·卷三·论悬痈三》）

一儒者患此，服坎离丸，及四物、黄柏、知母之类，不应。脉浮洪，按之细微。余以为足三阴虚。用托里散，及补阴托里散渐愈，又用六味丸、补中益气汤，调补化源，半载而痊。大凡疮疡等证，若肾经阳气亢盛，致阴水不能化生，而患阴虚发热者，宜用坎离丸，取其苦寒，能泻水中之火，令阳气衰而水自生。若阳气衰弱，致阴水不能化生，而患阴虚发热者，宜用六味丸，取其酸温，能生火中之水，使阳气旺则阴自生。况此证属肾经精气亏损而患者，十有八九；属肾经阳气亢盛而患者，十无一二。然江南之人，患之多属脾经，阴血亏损，元气下陷，须用补中益气，升补阳气，使阳生而阴长。若嗜欲过多，亏损真水者，宜用六味丸，补肾经元气，以生精血；仍用补中益气汤，以培脾肺之生气，而滋肾水。经云：阴虚者脾虚也。但多误以为肾经火证，用黄柏、知母之类，复伤脾肺，绝其化源，反致不起。惜哉！（《外科枢要·卷三·论悬痈三》）

上舍刘克新，溃后作痛，发热口干，小便赤涩。自用清热消毒之药，不应。左尺洪数。余以为阳气盛而阴气虚也。先用四物汤加黄柏、知母等诸剂，泻其阳气，使阴自生，服数剂诸症渐愈；后用补中益气汤、六味地黄丸，补脾肺滋肾水，而疮口愈。（《外科枢要·卷三·论悬痈三》）

6. 便痈

一妇人小腹内，或作痛，或痞闷，两拗肿痛，内热寒热，胸膈不利，饮食不甘，形体日瘦。此肝气滞，而伤脾气。朝用补中益气汤，夕用六味丸，渐愈，更用芦荟丸而痊愈。（《外科枢要·卷三·论便痈四》）

一妇人两拗肿痛，小腹痞胀，小便时数，白带时下，寒热往来，小水淋沥。余谓脾气滞而血病。用龙胆泻肝汤，又用加味逍遥

散、六味丸而痊愈。(《外科枢要·卷三·论便痈四》)

一妇人患前症，胸胁胀闷，或小便不利，或时作痛，小便涩滞，服疏气豁痰等药益甚。余谓肝火气分之病。用龙胆泻肝汤以清肝热，又用加味逍遥散以生肝血、六味丸以滋肾水而愈。(《外科枢要·卷三·论便痈四》)

四、发

阁老靳介庵，脚趾缝作痒，出水肿焮，脚面敷止痒之药不应，服除湿之剂益甚。余以为阴虚湿热下注。用六味地黄丸、补中益气汤而愈。(《外科枢要·卷三·论脚发十二》)

一儒者脚心发热作痒，以滚汤浸渍，溃而出水，肌体骨立，作渴吐痰。此脾肾虚而水泛为痰也。服益气汤、六味丸，年余元气复而诸症愈。(《外科枢要·卷三·论脚发十二》)

五、流注

妇人流注，或因忧思郁怒，亏损肝脾；或因产后劳役，复伤气血，以致营气不从，逆于肉理，腠理不密，外邪客之；或湿痰流注；或跌仆血滞；或产后恶露，则气流而注，血注而凝。或生于四肢关节，或流于胸腹腰臀，或结块，或漫肿。皆属虚损，急用葱熨及益气养荣汤，则未成者自消，已成者自溃。若肿起作痛，起居如常，饮食如故，属病气有余，形气未损者，尚可治；若漫肿微痛，起居倦怠，饮食少思，属形气病气俱不足，最为难治……小便频数，痰盛作渴，肾水亏损也，六味丸。(《校注妇人良方·卷二十四·妇人流注方论第五》)

一妇人患此，过劳必痛，众手按之痛乃止。属气血俱虚。用十全大补汤、六味丸、逍遥散而痊。(《校注妇人良方·卷二十四·妇人流注方论第五》)

六、瘰疬

夫瘰疬之病，属三焦、肝胆二经怒火风热血燥；或肝肾二经精血亏损，虚火内动；或患怒气逆，忧思过甚，风热邪气，内搏于肝。盖怒伤肝，肝主筋，肝受病，则筋累累然如贯珠也。其候多生于耳前后项腋间，结聚成核，初觉憎寒恶热，咽项强痛……若寒热既止，而核不消散者，此肝经火燥而血病也，用加味逍遥散以清肝火，六味地黄丸以生肾水。若肿高而稍软，面色萎黄，皮肤壮热，脓已成也，可用针以决之，及服托里之剂。若经久不愈，或愈而复发，脓水淋漓，肌体羸瘦者，必纯补之剂，庶可收敛，否则变为九瘘。《内经》曰：陷脉为瘘，留连肉腠。即此病也。外用豆豉饼、琥珀膏，以驱散寒邪、补接阳气；内服补中益气汤、六味丸，以滋肾水、培肝木、健脾土，亦有可愈者。大抵肝胆部分结核，不问大小，其脉左关弦紧、左尺洪数者，乃肾水不能生肝木，以致肝火燥而筋挛。须用前药以滋化源，是治其本也。《外台秘要》云：肝肾虚热则生病。《病机》云：瘰病不系膏粱丹毒火热之变，因虚劳气郁所致。止宜补形气、调经脉，其疮自消散，盖不待汗之下之而已也。其不详脉证、经络受病之异者，下之则犯经禁、病禁、虚虚之祸，如指诸掌。若脉洪大，元气虚败，为不治。若面㿠白为金克木，亦不治。若眼内赤脉贯瞳人，见几条则几年死，使不从本而治，妄用伐肝之剂，则误矣。盖伐肝则脾土先伤，脾伤则损五脏之源矣。可不慎哉！（《外科枢要·卷二·论瘰疬四》）

容台张美之善怒，孟春患此，或用伐肝之剂，不愈。余以为肝血不足。用六味地黄丸、补中益气汤以滋化源，至季冬而愈。（《外科枢要·卷二·论瘰疬四》）

一儒者愈后，体瘦发热，昼夜无定。此足三阴气血俱虚。用八珍加麦门、五味，二十余剂，又用补中益气加麦门、五味，及六味丸而愈。（《外科枢要·卷二·论瘰疬四》）

儒者张子容，素善怒，患此久而不愈，疮出鲜血，左关弦洪，重按如无。此肝火动而血妄行，证属气血俱虚。用补中益气汤以补脾肺，用六味丸以滋肝肾而愈。（《外科枢要·卷二·论瘰疬四》）

一妇人患前症，久而不愈，或以为木旺之证，不宜于春，预用散肿溃坚汤，肿硬益甚。余以为肝经亏损，用六味地黄丸、补中益气汤，至春而愈。此证若肝经风火自病，元气无亏，可用散坚泻青之剂；若肝自损亏，或水不生木，用地黄丸；若金来克木，须补脾

土生肾水，若行攻伐，则脾胃伤而反致木克土矣。（《校注妇人良方·卷二十四·妇人瘰病方论第三·附治验》）

第二节　皮肤及性传播疾病

一、疣

疣属肝胆少阳经风热血燥，或怒动肝火，或肝客淫气所致。盖肝热水涸，肾气不荣，故精亡而筋挛也。宜以地黄丸滋肾水，以生肝血为善。若用蛛丝缠、螳螂蚀、著艾灸，必多致误。大抵此证，与血燥结核相同，故外用腐蚀等法、内服燥血消毒，则精血愈虚，肝筋受伤，疮口翻突开张，卒成败症。（《外科枢要·卷三·论疣子十五》）

府庠沈姬文，幼啮指甲，及长不能自禁。余曰：此肝火血燥也。又颈侧常生小疣子，屡散屡发。又臂生一块，如绿豆大，若触碎，如断束缕，扯之则长，缩之则缩。后两鬓发白点，求治。余曰：子素肝病，此病亦属肝胆经也。夫爪为筋之余，胆行人生之侧，正与啮爪生瘊等症相应。须滋补肾水，以生肝胆，则诸病自愈矣。乃与六味地黄丸，服之二年，白点自退，疣亦不生。（《外科枢要·卷三·论疣子十五》）

一男子小腹中一块，不时攻痛，或用行气化痰等药，不应。尤以为血鳖，服行气逐血之剂，后手背结一瘊子，渐长寸许，形如鳖状，肢节间如豆大者甚多。彼泥鳖生子发于外，亦用行血，虚证悉至，左尺洪数，关洪数弦。余以为肾水不能生肝木，以致肝火血燥而筋挛。用六味地黄丸，生肾水，滋肝血，三月余，诸症悉愈。（《外科枢要·卷三·论疣子十五》）

一男子素膏粱醇酒，先便血便结，惊悸少寐，后肛门周生小颗如疣子，如鼠乳，大小不一。用清热消毒等药，半载之间，腿内股亦然；又用化痰之药，寒热吐痰，颈间俱作。肝肾脉浮数，按之而弱。余以为足三阴经血虚火炽，法当滋化源。彼不信，别服四物、黄柏、知母之类，诸症蜂起。此胃气复伤，各经俱病也。可先用补中益气汤三十余剂，诸症渐愈，乃朝用前汤，夕用八珍汤，又各五十余剂，诸症寻愈。于是夕改用六味丸加五味子，又半载，诸症悉愈。（《外科枢要·卷三·论疣子十五》）

一妇人小腹内一块，或时上攻，或时下坠，寒热胸痞，小便淋漓。或用行气化痰等剂，前症愈甚，月经两月余而一行。或以为内有肉鳖啖饮其血而经不行，服驱逐之剂，下血甚多。两手背结一疣，如大豆许，两月渐长寸许，又两月余，又患数枚，疑以鳖子行于外，仍行驱逐；两耳下又患肿，又疑为疮毒。余曰：此属肝火血燥也。用加味逍遥散、加味归脾二药兼服，佐以六味丸，三月余而愈。（《外科枢要·卷三·论疣子十五》）

一男子因劳役过度，面色青黑，发热咳嗽，面生疣子，腹内一块，攻上攻下作痛，小便秘涩，服消克之药愈甚。察其脉左右关俱弦洪，元气弱甚。此肝脾受病而筋挛也。投以加味逍遥散合地黄丸料，元气遂复。若误以为血鳖之类消之，必致不起。（《外科枢要·卷三·论疣子十五》）

一妇人左手背并次指，患五六枚如熟椹，内热晡热，月经素不按期。余曰：此因肝脾血虚而有热也，当调补二经，使阴血生而他症自愈。不信，乃用艾灸，手肿胀发热，手指皆挛，两胁项及胸乳间皆患疣，经行无期。余用加味逍遥散，少加炒黑黄连，数剂渐愈；乃去黄连，更佐以归脾汤，各患渐愈；又百余剂，经行如期；再佐以归脾汤，各患渐愈；又百余剂，经行如期；再用地黄丸，三料而痊。（《外科枢要·卷三·论疣子十五》）

二、 赤白游风

妇人赤白游风，属肝经怒火，血燥生风；或脾经郁结，血虚生热；或腠理不密，风邪外袭。其症或疙瘩瘙痒，或脓水淋漓。白属气而赤属血，因得风而游行也。若肝经血燥，用柴胡清肝散；肝经怒火，用栀子清肝散；肝经血热，用加味四物汤；肝火血虚，用六味地黄丸；脾经郁热，用加味归脾汤；肝脾血虚风热，用加味逍遥散；若因风邪郁热所致，用荆防败毒散。或专用祛风之剂，肝血愈燥，则血随火化，反为败症矣。（《校注妇人良方·卷二十四·妇人赤白游风方论第七》）

一妇人患前症，误服大麻风药，破而出水，烦渴头晕，诚类风证，六脉洪数，心肝脾为甚。余曰：风自火出，此因怒火，脾胃受邪，血燥而作，非真风证也。与逍遥散、六味丸以清肝火、滋脾土，生肾水而愈。（《校注妇人良方·卷二十四·妇人赤白游风方论第七》）

三、 天疱疮

一儒者患前症，先玉茎作痒出水，后阴囊、股内、小腹、胁、臂发小瘤，或干脓窠。误服祛风等药，肢体倦怠，恶寒发热，饮食渐减，大便不实。左尺洪数，左关弦数，右关浮缓按之微弦。余曰：此患属肝胆经也。左关脉弦、左尺脉浮数者，肾水少而虚热传于肝也；右关脉浮缓，脾胃之气弱也；按之而弦者，肝木乘脾土也。用六味地黄丸、补中益气汤为主，佐以换肌消毒散而愈。（《外科枢要·卷二·论天疱疮十六》）

一儒者患前症，色焮赤作痛，大便秘而不实。服祛风败毒等药，舌痛口干，脉浮而数。此邪气去而阴虚所致。用六味丸料加山栀、当归，四剂脉症顿退，又用八珍汤加山栀、丹皮，疮色渐白，后用四君加归、芪而愈。（《外科枢要·卷二·论天疱疮十六》）

一儒者患之，头面瘙痒，或成粒，或成片，或出水，脾肺脉俱洪数。此风邪所伤。先用荆防败毒散，加萆薢、钩藤钩，数剂渐愈，但口干内热，用四物加山栀、钩藤、金银花、甘草节而愈。后遍身瘙痒，内热口干，佐以六味丸而痊。（《外科枢要·卷二·论天疱疮十六》）

四、 疥疮

疥疮属脾经湿毒积热，或肝经血热、风热，或肾经阴虚发热。其体倦食少，为脾经湿热，用补中益气汤；饮冷作痛，为脾经积热，用清热消毒散；瘙痒发热，为脾经风热，用人参消风散；瘙痒作痛，为风热，用当归饮子；便秘作痛，为热毒，用升麻和气饮；热渴便利，为脾肺虚热，用竹叶黄芪汤；内热晡热，或时寒热，属肝经血虚风热，用加味逍遥散、六味丸；体倦少食，或盗汗少寝，为脾气郁结，用加味归脾汤、逍遥散、地黄丸；若发热盗汗，或吐痰口干者，为肾经虚热，用六味丸料煎服。（《外科枢要·卷二·论疥疮十八》）

稽勋李龙冈，遍身患此，腿足为甚，日晡益炽，口干作渴，小便频赤。此肾经虚热。用补中益气汤、六味丸而痊。（《外科枢要·卷二·论疥疮十八》）

五、 疠疡及类证

一男子面发紫疙瘩，脓水淋漓，睡中搐搦，遍身麻木，渐发赤块，劳怒则痒，肝脉洪大。砭刺臂腕各出血，用清胃汤加大黄、皂角刺四剂，煎下泻青丸，麻木少退；以升麻汤数剂，下前丸，诸症少愈；却用宝鉴换肌散斤许，又用小柴胡合四物汤加参、术、天麻、角刺百余剂，及六味地黄丸，半载而愈。后因劳遍身麻痒，脉微而迟。此气血俱虚，不能荣于腠理。用十全大补汤加五味、麦门，调理年余而安。（《疠疡机要·上卷·本证治验》）

一儒者脚心或痒痛，或麻痒，或肿胀，二年后身体作痒，渐变疙瘩，发热耳鸣，日晡益甚。此属肾虚也。乃砭刺臂腕腿及手足指缝，祛其瘀血；用六味地黄丸料加五味、柴胡五十余剂以补肾；又用换肌散、祛风丸以治疮，各斤许，疮渐愈，得滋补守禁而痊。（《疠疡机要·上卷·本证治验》）

一儒者素食膏粱，发热作渴饮冷，患疮，如大麻风，大便出黑血，服清热祛风等寒药益甚。余谓血分有热火也，故寒之不寒。用四物二连汤以清热凉血，用六味地黄丸以补肾生水而热退，又用柴胡栀子散调理而痊。（《疠疡机要·中卷·续治诸证》）

一男子脾肾气血虚热，恪服四物、黄柏、知母之类，元气愈虚，倦热益甚。余朝用补中益气汤，夕用六味地黄丸加五味子，煎服而愈。后至闽为商，遍身瘙痒，时喜热水浴之。后患疮瘰，破而出水，用风药益甚，或赤或白，眼作花痒。先用胡麻散、六味丸，痒渐愈，用六味丸、消风散，疮渐愈，用八珍汤、六味丸而痊。次年两股小腹颈项复作痒，用四生散、六味丸而愈。（《疬疡机要·中卷·续治诸证》）

一男子面赤作渴，而常患小疮作痒。服祛风药，遍身发赤；服花蛇酒，更发赤晕；遍行砭刺，又服消风散，发热口渴，饮水不止。余谓肝经血虚而风热也。用栀子清肝散及地黄丸料煎服，热渴渐止，疮渐结靥，又用八珍汤、地黄丸，疮靥渐脱，又服月余，疮渐愈。（《疬疡机要·中卷·续治诸证》）

一儒者遍身生疮瘙痒，脓水淋漓。自知医，服八珍、荆、防之类益甚，脉洪大，按之无力。余谓此气血热也。用八珍汤加牡丹皮治之而愈。继娶后两足生疮，久不愈，尺脉数而无力。余用地黄丸、八珍汤而痊。（《疬疡机要·中卷·续治诸证》）

一男子患肾脏风，饮烧酒，发赤晕。砭出血，敷追毒之药，成疮出水，日晡益甚，类大麻风；服遇仙丹，眉毛折落，大便下血，虚羸内热，饮食甚少，势诚可畏。余先用圣济犀角地黄汤，其血渐上（疑应作"止"）；又用五味异功散加当归、升麻，饮食渐进；用四物、参、术、牡丹，内热渐减；用易老祛风丸，脓水渐少；又八珍、牡丹皮之类，月余疮渐结靥。因思虑，发热盗汗，疮复作痒，兼起赤晕。用加味归脾汤数剂，汗热渐止；用加味逍遥散、六味地黄丸而痊。（《疬疡机要·中卷·续治诸证》）

一男子面起赤晕，时或发肿，擘手亦然，搔起白屑。服疬风药，内热体倦，脉大而虚。此因元气虚而阴血复伤。用六味地黄丸、补中益气汤而寻愈。（《疬疡机要·上卷·类证治验》）

一儒者怀抱久郁，先四肢如疬，恪祛风消毒，气血愈虚，延及遍身，寒热作渴，肢体倦怠，脉洪大而虚。谓余何也？余曰：始因脾郁血虚，阴火妄动；后因药伤脾胃，元气下陷。遂用补中益气汤，培补脾胃，升举元气；用归脾汤解散郁火，生发脾血；更以六味丸益肾肝精血，引虚火归原，不两月诸病悉愈。（《疬疡机要·上卷·类证治验》）

一男子两掌每至秋皮厚皱裂起白屑，内热体倦。此肝脾血燥，故秋金用事之时而作。用加味逍遥散加川芎、熟地，三十余剂而愈。再用六味丸加五味、麦门，服之半载后，手足指缝臂腿腕皮厚色白，搔之则木，久服前药方愈。(《疠疡机要·上卷·类证治验》)

一妇人素晡热，月经不调，先手心赤痒，至秋两掌皮厚皱裂，时起白皮。此皆肝脾血燥。用加味逍遥散加荆芥、钩藤钩、川芎、熟地五十余剂，又用归脾汤二十余剂，乃服六味丸而不再发。(《疠疡机要·上卷·类证治验》)

一妇人遍身疙瘩瘙痒。敷追毒之药，成疮出水，寒热胁痛，小便不利，月经不调；服祛风之剂，形体消瘦，饮食少思。此肝火血燥生风，前药益伤脾血耳。先用归脾汤二十余剂，又用加味逍遥散二十余剂，诸症渐愈，乃用六味丸调理而瘥。此等证候，服风药而死者多矣。(《疠疡机要·上卷·类证治验》)

一男子常咳嗽，腿患白癜风，皮肤搔起白屑。服消风散之类，痒益甚，起赤晕；各砭出血，赤晕开胤而痒愈甚；服遇仙丹之类，成疮出水，殊类大麻风，咳嗽吐痰，面色㿠白，时或痿黄。此脾肺二经虚热之证。先用五味异功散治之，虚热稍退，又用地黄清肺饮，肺气渐清，又用八珍汤、六味丸而寻愈。后又咳嗽痰喘，患处作痒。用参苏饮二剂，散其风邪，又用五味异功散加桔梗，补其肺气而痊。二年后咳嗽作渴饮水，脉洪大，左尺为甚，用加减八味丸，补肾水而痊。(《疠疡机要·中卷·续治诸证》)

一妇人患前症（丹毒），误用大麻风药，破而出水，烦渴头晕，诚类风症，六脉洪数，心肝脾为甚。余曰：风自火出，此因怒动肝火，血燥而生风耳，非真风症也。与逍遥散、六味丸，以清肝火、滋脾血、生肾水而愈。(《疠疡机要·中卷·续治诸证》)

一女子月经先期，或经行上身先发赤晕，微肿作痒，若遇气恼，赤痒益甚。服祛风之药，患处更肿，砭出紫血甚多，其痒愈作。余谓肝火血燥，风药复伤血而为患也。先用加味逍遥散清肝火益肝血，赤痒少止，用地黄丸滋肾水生肝木，各五十余帖而痊。后因恼怒，经水不止，发热作渴，患处赤痒。先用加味小柴胡汤二

剂，诸症顿止，又用加味逍遥散而安。（《疬疡机要·中卷·续治诸证》）

一女子二十岁，月经先期而或过期，或有怒身发赤晕，或患疙瘩，六七日方退。服祛风药，赤晕不退，瘙痒作渴。执为风证，恪服前药，搔破成疮，脓水津（疑应为"浸"）淫。余曰：此肝火生风，再服是药，必致筋挛。不悟，后两手果挛，始信。先用地黄丸、四物汤，月余热渴顿减；乃佐以加味逍遥散，又月余患处脓少；又用四君、山栀、牡丹皮二十余剂，指能伸屈。因怒发热，经水不止，睡中筋脉抽动不安。以加味逍遥散加钩藤钩、牡丹皮而疮结靥，乃去钩藤钩，调理元气复而疮靥脱。（《疬疡机要·中卷·续治诸证》）

第三节　肛门直肠疾病

一、痔疮

痔属肝脾肾三经，故阴精亏损者难治，多成漏证。若肺与大肠二经风热、湿热者，热退自愈，不守禁忌者，亦成漏证；或因醉饱入房，筋脉横解，精气脱泻，热毒乘虚流注；或淫极强固其精，以致木乘火势而侮金；或炙煿厚味，或劳伤元气，阴虚火炽所致。初起焮痛便秘，或小便不利者，宜清热凉血、润燥疏风。若气血虚而寒凉伤损者，调养脾胃，滋补阴精。若破而久不愈，多成痔漏，有穿臀、穿肠、穿阴者，其肠头肿块者，湿热也；作痛者，风热也；便结者，火燥也；溃脓者，热胜血也。大便作痛者，润燥除湿；肛门坠痛者，泻火除湿；小便涩滞者，清肝导湿；其成漏者，养元气、补阴精为主。经云：因而饱食，筋脉横解，肠澼为痔。其属在肝与脾、肾也，明矣。若有患痔而兼疝，患疝而兼下疳，皆属肝肾不足之变症，但用地黄丸、益气汤，以滋化源为善。若专服寒凉治火者，无不致祸。（《外科枢要·卷三·论痔疮》）

一儒者，脓血淋漓，口干作渴，晡热便血，自汗盗汗。余谓：

此肾肝阴虚也。不信，仍服四物、柏、知、连之类，食少泻呕。余先用补中益气汤加茯苓、半夏、炮姜，脾胃渐醒，后用六味丸，朝夕服，两月余诸症悉愈。（《外科枢要·卷三·论痔疮六》）

儒者杨举元，素阴虚，劳则肢体倦怠，两足发热。服清热等剂，热至腰膝，大便涩滞，饮食过多则泻。至年余，作渴吐痰，患痔出脓，仍不节劳，则忽恶寒发热，复患痛，脓水不止，气血虚甚。余用六味丸、补中益气汤，滋养化源。喜其慎疾，年余而痊。（《外科枢要·卷三·论痔疮六》）

上舍陆子藩，时仲冬，患痔作痛，右手浮大，左尺洪数。余曰：冬见夏脉，当壮水之主以镇阳光。彼以为迂，别服芩、连之剂。越明年六月九日，复邀视之，痰涎上涌，日夜不寐，脉洪大而数，按之无力，左尺全无，足手肩膊逆冷。余曰：事急矣。彼云：但求少延数日，以待嗣子一见耳。勉用参、芪、归、术、炮姜之类，及六味丸料加肉桂，至本月丁酉日，果殁。五行之理，信然！（《外科枢要·卷三·论痔疮六》）

进士周希辅，素有疝痔，劳则小腹作痛，茎出白津，痔亦肿痛。若饮食劳倦，起居失宜，则发寒内热，肢体疲倦。服十全大补汤，诸症并退。彼欲去病根，乃用攻病生肌之药，肌体骨立。余用益气汤、地黄丸，元气渐复，但自弛调摄，不能痊愈。（《外科枢要·卷三·论痔疮六》）

一男子患此，服寒凉之剂，侵晨去后不实，食少体倦，口干作渴，小腹重坠。余用补中益气汤，而下坠顿止，用四神丸而食进便实，用地黄丸而疮寻愈。（《外科枢要·卷三·论痔疮六》）

二、脱肛

一男子，脾胃素弱，或因劳倦，或因入房，肛门即下，肿闷痛甚。用补中益气汤加麦门、五味，兼六味丸而愈。后因过饮，下坠肿痛，误用降火消毒，虚证蜂起。余用前汤加炮姜、木香，一剂，再用前汤，并加减八味丸，两月而安。（《外科枢要·卷三·论脱肛八》）

第四节 其他疾病

一、臁疮

臁疮生于两臁，初起赤肿，久而腐溃，或津淫瘙痒，破而脓水淋漓。盖因饮食起居，亏损肝肾；或因阴火下流，外邪相搏而致。外臁属足三阳湿热，可治；内臁属足三阴虚热，难治。……若午后热，或作痛，头目不清者，属阴火，前汤加酒炒黑黄柏，及六味地黄丸……内热口干，肢体倦怠，或痰涎上升，或口舌生疮，属脾肾虚热，用六味地黄丸、补中益气汤。若患处黑暗，肢体畏寒，饮食少思，属脾肾虚败，用八味地黄丸。若误用攻伐，复损胃气，绝其化源，治亦难矣。（《外科枢要·卷三·论臁疮》）

翟鸿胪两臁生疮，渐至遍身，各大寸许，肿而色暗，时出血水，吐痰咽干，盗汗心烦，溺赤足热，日晡益甚，形体消瘦，左尺脉洪数无力。余以为肾经虚火。用六味丸，不月诸症悉退，三月元气顿复。（《疬疡机要·上卷·类证治验》）

一妇人两臁生疮，渐至遍身，发热吐痰，口燥咽干，盗汗，心烦足热，小便赤涩，日晡益甚。此肾足三阴虚火也。用加味逍遥散、六味丸而愈。（《校注妇人良方·卷二十四·妇人下注臁疮方论第十》）

二、结核

一妇人耳内耳后项侧，结核作痛，寒热口苦，月经不调。此肝胆经火而伤脾胃也。用四君、柴胡、丹皮及六味地黄而愈。（《校注妇人良方·卷二十四·妇人结核方论第四》）

儒者杨泽之，性躁嗜色，缺盆结一核。此肝火血燥筋挛，法当滋肾水生肝血。不信，乃内服降火化痰，外敷南星、商陆，转大如碗。余用补中益气，及六味地黄，间以芦荟丸，年余，元气复而肿消。

疏曰：惟性躁则肝火旺矣，嗜色则肾水虚矣。水虚火旺则肝经所主之筋能不燥缩挛结乎？六味滋肾水也，芦荟丸清肝火也，初不须补中益气而所以先用之者，以曾服降火化痰之品，有伤中气故耳。此证非岁月之功不能愈，治不得法，必成劳瘵。夫痰核与筋挛大相径庭，痰核则不痛不硬，治以消痰结、软坚可也；如筋挛则必硬，而且痛。唯当以滋阴调气为主，若以毒药施于筋挛，燥药攻其痰核，未有不为大患，不但成劳瘵，必号痛溃烂而毙。（《薛案辨疏·卷下·肝肾亏损血燥结核等证》）

一男子素善怒，左项微肿，渐大如升。用清痰理气而大热作渴，小便频浊。余谓肾水亏损，六味地黄、补中益气而愈。亦有胸胁等处大如升斗，或破而如菌如榴，不问大小，俱治以前法。

疏曰：善怒肝病也。左项肝部也，肝之失职，肾虚不能养也。然肿大如升，此何物乎？谁不曰痰也、气也、血也，其如清痰理气而反增大热大渴、小便频浊者，香燥复伤其脾肺也。故既用六味壮水以生木，复用补中补土以生金也。或曰乙癸同源，故壮水以生木，若补土生金于木何益？曰：肝木之阴虚则肝木之气强，而况素怒者乎？其肝气未有不强，强则势必克土，土无所生，而木寡于畏势，终不得平，徒补水以生之无益焉。故六味后继以补中，生之制之培之防之，而肝气始得其平矣。虽不服清痰理气以伤脾肺者，亦当如此培法。故又云亦有胸胁等处云云，但治以前法也。夫胸胁亦肝之部分，破之而如菌如榴，足以见其亦属血燥火结，如前杨泽之症，所论初非有形之气血痰所结也，但前案虽先补中，而六味又兼以芦荟，此案先六味而后补中，不用芦荟。其缓急轻重之间，是在用者权之耳。（《薛案辨疏·卷下·肝肾亏损血燥结核等证》）

举人江节夫，颈臂胁肋各结一核，恪服祛痰降火软坚之剂益甚。余曰此肝胆血少而火燥也。彼执前药至六月，核皆溃，脉浮大而涩。余断以秋金将旺，肝木被克必不起，果然。

疏曰：此案脉浮大而涩是肺旺脉也。金旺则克木，而涉时令以助其旺木何能支？故断以不起，今凡治肝病者，皆以泻伐为事。盖以肝受病，每多火旺气盛故也。不知火气有余，正阴血之不足，故用六味滋水以养之，补中补金以平之也。试观金旺而不起，非肝虚受伐之故乎哉? 肝既虚矣, 何更伐之? 经曰肝病死于庚辛, 或曰前案云, 或破而如菌如榴, 不问大小, 俱治前法, 则此案皆溃时, 或亦可用六味、补中治焉。何以断不起而弃之? 曰: 凡肝病, 见肝脉者或可治, 以肝自病故也。若见肺脉者不治, 以木受金克也。受克者多死, 受克而非其克之时, 尚或可挽, 受克而值其克之令, 必难挽矣。(《薛案辨疏·卷下·肝肾亏损血燥结核等证》)

三、瘤赘

《内经》云: 肝统筋而藏血, 心裹血而主脉, 脾主肉而统血, 肺主气而司腠理, 肾统骨而主水。若怒动肝火, 血涸而筋挛者, 其自筋肿起, 按之如筋, 久而或有赤缕, 名曰筋瘤, 用六味地黄丸、四物、山栀、木瓜之类……若劳伤肾水, 不能荣骨而为肿者, 其自骨肿起, 按之坚硬, 名曰骨瘤, 用地黄丸, 及补中益气汤主之。夫瘤者, 留也, 随气凝滞, 皆因脏腑受伤, 气血乖违。当求其属, 而治其本。大凡属肝胆二经结核, 八珍加山栀、胆草, 以养气血、清肝火; 六味丸以养肺金、生肾水。(《外科枢要·卷三·论瘤赘十四》)

一男子左腿外侧近臀肿一块, 上有赤缕三年矣, 饮食起居如常, 触破涌出血脓, 发热恶寒。此胆经受证, 故发于腿外侧。诊其脉左尺洪数, 左关弦洪。此肾水不能生肝木。用补中益气汤、六味地黄丸而痊。(《外科枢要·卷三·论瘤赘十四》)

一男子小腹患之, 脓水淋漓。此足三阴之证。用补中益气加麦门、五味以培脾土, 用六味地黄丸以生肾水, 更用芦荟丸以清肝火而敛。(《外科枢要·卷三·论瘤赘十四》)

四、疰腮

上舍卢懋树, 两尺脉数, 证属肾经不足。误服消毒之剂, 致损元气而不能愈。余用补中益气、六味丸料, 服之而痊。(《外科枢要·卷二·论疰腮六》)

第一节　心肝病证

一、抽搐

申酉戌时微搐而喘，目微斜，身似熟睡而露睛，大便淡黄，属脾肺虚热，用异功散；手足逆冷，或喘泻不食，属脾肺虚寒，用六君、炮姜、木香；久病而元气虚者，用六君子、六味丸二药主之。（《保婴撮要·卷二·发搐》）

一小儿发热拘急，四肢瘛疭，左腮赤。此心肝二经风热。先用柴胡清肝散，次用六味地黄丸而愈。（《保婴撮要·卷二·发搐》）

一小儿目内青，发搐，目直上视，叫哭不已。或用牛黄清心丸，更加咬牙顿闷，小便自遗。余谓：此肝脾虚甚。用补中益气汤、六味地黄丸而愈。（《保婴撮要·卷二·发搐》）

一小儿发搐目札。属肝胆经风热。先用柴胡清肝散以清肝，后用六味地黄丸以补肾而愈。（《保婴撮要·卷二·发搐》）

一小儿巳午时，搐热惊悸，发时形气倦怠，面黄懒食，流涎饮汤。此心火虚而不能生脾土也。不信，自服凉心之药，更加吐泻，睡而露睛，几成慢脾风。用六君、姜、桂，佐以地黄丸而愈。（《保婴撮要·卷二·发搐》）

二、目睛瞤动

目者肝之窍也，肝胆属风木二经，兼为相火。肝藏血，血不足则风火内生，故目睛为之瞤动。经曰：曲直动摇，风之象也。宜用四物益其血，柴胡、山栀清其肝，阴血内荣，则虚风自息矣。若因

肝经血燥而目病者，用六味丸以滋其源。（《保婴撮要·卷二·目睛瞤动》）

三、目动咬牙

小儿惊后，目微动咬牙者，皆病后亡津液，不能荣其筋脉也，亦有肝惊虚热而生风者，当审其气血有余不足而治之。其日中发热、饮冷而动者，气有余也，用泻青丸；夜间盗汗及睡不宁而动者，血不足也，用地黄丸。或因肝经风邪传于脾肾者，亦令咬牙，先用柴胡清肝散，次用五味异功散、六味地黄丸。若因脾胃虚热，用补中益气汤加芍药、山栀，实热用泻黄散，盖牙床属手足阳明故也。若肝肾热，用六味地黄丸。（《保婴撮要·卷二·目动咬牙》）

奚氏女六岁，忽然发惊，目动咬牙，或睡中惊搐，痰涎壅盛，或用化痰祛风等药，益甚。余曰：面青而见前症，乃属肝木克脾土，不能摄涎而上涌也，当滋肾水生肝血，则风自息而痰自消矣。遂用六味丸而愈。（《保婴撮要·卷二·目动咬牙》）

四、惊风

一小儿发热抽搐，口噤痰涌。此胆经实火为惊风也。先用泻青丸一服、六味丸二服，诸症即退，又用小柴胡汤加芎、归、山栀、钩藤钩，次以补中益气汤而瘥。（《保婴撮要·卷三·急惊》）

一小儿忽然发热，目动咬牙，惊搐痰盛，或与祛风化痰药益甚，面色青黄。乃肝木克脾。脾之液为涎，虚则涎不能摄，上涌而似痰也。法当生肝补脾，则风自息痰自愈矣。遂用六味丸及六君子汤而愈。（《保婴撮要·卷三·急惊》）

一小儿三岁，因惊抽搐，发热痰盛，久服抱龙丸等药，面色或赤或青。此心肝二经血虚风热生痰也。用六味丸滋肾生血，用六君、柴胡、升麻调补脾胃而安。（《保婴撮要·卷三·急惊》）

一小儿三岁，因惊抽搐发热，久服抱龙丸等药，面色或赤或青。余曰：始因肝有实邪，故宜用前药。今面色青赤，乃肝经虚热传心矣。遂用六味丸以养肝肾，佐以六君、升麻、柴胡，以补脾胃，诸症顿瘥。（《保婴撮要·卷二·目睛瞤动》）

一小儿潮热发搐，痰涎上涌，手足指冷，申酉时左腮青色隐白。用补中益气汤调补脾肺，六味丸滋养肝肾而愈。（《保婴撮要·卷三·急惊》）

一小儿患胎惊，诸药不应。用紫河车研烂如泥，每用钱许，乳化服之，更以十全大补汤加钩藤钩、漏芦，与母服。两月余举发渐轻，年余举发渐稀，服年余不再发。至出痘后复发。取紫河车研烂，入糯米粉丸小豆大，每服百丸，以乳送下，服二具瘥瘳。毕姻又发，仍用前丸及十全大补汤、六味丸加当归、黄芪、肉桂、五味子，年余喜其能远帏幙得瘥。后因劳役更作，又用前丸及十全大补汤等药，不应；用大剂独参汤服数斤，然后举发稍缓；乃用人参二两、附子一钱，数服顿止；仍用前药，间用独参汤而瘥。（《保婴撮要·卷三·胎惊》）

一小儿患胎惊，用紫河车丸及十全大补汤，及钩藤膏而愈。毕婚后复发，用大剂独参汤、六味丸加五味子、黄芪、当归煎服，半载举发稍轻，年余不再发。后每劳役怒气仍发，即用煎药随愈。又伤寒愈后复作，虚证悉具，莫能名状，用紫河车二具，独参煎汤十余斤而瘥。后患伤风咳嗽，咽干内热，用六味地黄丸料加五味子煎服，及十全大补汤而瘥。（《保婴撮要·卷三·胎惊》）

一小儿不时睡中惊动发搐，作渴饮冷，左腮青，额间赤。先用柴胡清肝散加钩藤钩四剂以治肝火，后用五味异功散以健脾，又用地黄丸补肾肝而安。（《保婴撮要·卷二·睡中惊动》）

一小儿九岁，因惊发热，抽搐顿闷，咬牙作渴，饮冷便秘，面色青赤，而印堂左腮尤赤。此心脾二经风热相搏，乃形病俱实之证也。先用泻青丸料炒黄连一剂，大便随利，热搐顿减；继用抑青丸一服，诸症悉退，但面色萎黄，肢体倦怠，饮食少思；此病气去而脾气未复也，用补中益气汤及地黄丸而痊愈。（《保婴撮要·卷三·急惊》）

一小儿十五岁，御女后复劳役，考试失意，患痫证三年矣，遇劳则发。用十全大补汤、加味归脾汤之类，更以紫河车生研如膏，入蒸糯米为末，丸如桐子大，每服百丸，日三五服而瘥。后患遗精盗汗发热，仍用前药及地黄丸而愈。此证治不拘男妇老幼皆效。
（《保婴撮要·卷三·惊风》）

杨永兴子年七岁，嗜卧兼惊，久不愈。余曰：好睡是脾气虚困
也，善惊是心血虚怯也。此心火不能生脾土，子母俱病。用补中益
气汤及六味地黄丸加鹿茸而愈。（《保婴撮要·卷十·惊悸》）

一小儿因乳母受惊发搐，时目赤壮热，腹痛哭而曲腰。用四物
加柴胡、防风，又用加味逍遥散加熟地黄以清肝热，生肝血，再用
地黄丸滋肾水以生肝木，母子俱安。（《保婴撮要·卷三·天钓
内钓》）

一小儿溃疡，烦躁惊搐撮空。用六味丸料煎服以滋肾肝，用五
味异功散以补脾肺，渐愈，又用八珍汤而痊。（《保婴撮要·卷九·
烦躁》）

五、痉证

一小儿因惊发热，误行表散，出汗面白，日晡发痉。先兄谓脾
肺气虚而肝胆邪盛，以六君子加柴胡、升麻治之，乃发于寅卯时，
此肝邪自旺也。用加味逍遥散一剂，其热顿退，又用补中益气汤、
六味地黄丸而愈。（《保婴撮要·卷四·痉证》）

六、瘛疭颤振

瘛者，筋脉急也。疭者，筋脉缓也。急则引而缩，缓则疭而
伸，或缩或伸，动而不正是也，俗又谓之发搐。凡癫痫、风痉、破
伤风三证，皆能瘛疭，则有疮口溃腐出血。然溃疡伤损者多患之。
若血气虚肝火内动生风者，用八珍、黄芪、钩藤钩，佐以地黄丸
料；如未应，专补胃气……若肝火血燥，用加味逍遥散加钩藤钩；
未应，须兼服六味丸，以补肾水而生肝木。若因乳母有郁怒肝火，
致儿为患者，须调治其母，仍参五脏相胜而治之。（《保婴撮要·卷
十六·瘛疭》）

一女子瘰疬瘛疭，服镇惊之药，面色黄赤，呵欠咬牙。余谓肝
经气虚血弱，而火动生风。用五味异功散加柴胡、升麻而愈。后因
怒复作，面赤目直，大叫项强，关脉洪数。先用抑肝散，次用地黄

丸而愈。(《保婴撮要·卷十六·瘰疬》)

一小儿十四岁患此，兼呵欠咬牙，手欲寻衣，所服皆祛风之药。余谓：肝经之血复伤矣，当用地黄丸以滋肾水而生肝木。不信，专于祛风化痰，虚证蜂起，昏愦如醉。此胃气太虚，五脏无所资而然也。以四君子汤，内用人参一两，一日并进三剂，虽苏而无气以动，至十三剂；却佐以地黄丸料，每剂加黄芪五钱，又二十余剂乃愈。次年毕姻，不月而复发，亦用前药而瘥。(《保婴撮要·卷十六·瘰疬》)

一女子患流注，发热而颤。此肝脾气血不足，经水过期，虚火生风之证也。先用补中益气汤加钩藤钩渐愈，又用加味地黄丸而痊愈。(《保婴撮要·卷十六·颤振》)

一女子不得继母之心，久而郁怒，遂患颤振，面赤发热。先用加味小柴胡汤，次用加味归脾汤及加味逍遥散，前后间服而寻愈。但面色时青，又用地黄丸、逍遥散而安。(《保婴撮要·卷十六·颤振》)

一女子腹痛患此，手足或急或纵。先用四物加柴胡、山栀、丹皮、钩藤钩，以养血清肝火，又用地黄丸以滋肾生肝血而愈。(《保婴撮要·卷十六·颤振》)

七、 目证

一小儿十四岁，用功劳苦，半载后自汗盗汗，形体殊倦。朝用补中益气汤加五味子、蔓荆子，夕用十全大补汤寻愈。毕姻后，因唾痰头晕，恪服清痰理气之药，忽目不能开。余用地黄丸、十全大补汤，三月余而痊。(《保婴撮要·卷四·目证》)

一小儿白睛多，三岁不能行，语声不畅，两足非热则冷，大便不实。朝用补中益气汤加五味子、干山药以补脾肺，夕用地黄丸加五味子、牛膝、鹿茸补肝肾，不三月而瘥。(《保婴撮要·卷四·目证》)

一小儿眼白腿软，两足热，面似愁容。服地黄丸，两月余渐健，服年余，白睛渐黑，出痘无恙。(《保婴撮要·卷四·目证》)

一小儿目青发搐，直视叫哭。或用牛黄清心丸，加咬牙顿闷，小便自遗。余谓肝经血气虚甚也。用补中益气汤，及六味地黄丸而痊。（《保婴撮要·卷四·目证》）

八、夜啼

夜啼有二：曰脾寒，曰心热也。夜属阴，阴盛则脾脏之寒愈盛；脾为至阴，喜温而恶寒，寒则腹中作痛，故曲腰而啼，其候面青白，手腹俱冷，不思乳食是也，亦曰胎寒，用钩藤散。若见灯愈啼者，心热也，心属火，见灯则烦热内生；两阳相搏，故仰身而啼，其候面赤，手腹俱缓，口中气热是也，用导赤散。若面色白，黑睛少，属肾气不足，至夜阴虚而啼也，宜用六味丸……肝血不足者，地黄丸。大抵此证，或因吐泻内亡津液，或禀赋肾阴不足，不能滋养肝木，或乳母恚怒肝木侮金，当用六君子汤补脾土以生肺金，地黄丸壮肾水以滋肝木……仍宜参客忤、惊啼览之。（《保婴撮要·卷四·夜啼》）

一小儿三岁，面白夜啼，小便青而数。此肺肾虚弱。朝用补中益气汤加肉桂一分，夕用地黄丸而愈。大凡小儿面色青黑，睛少，或解颅足热者，出痘多在肾经，预用地黄丸补肾气，多得无恙者。（《保婴撮要·卷四·夜啼》）

一小儿二岁，夜啼，面色赤，黑睛色淡，小便频赤。朝用补中益气汤加山药、五味，夕用地黄丸而愈。（《保婴撮要·卷四·夜啼》）

九、悲哭

悲哭者，肺之声；泪者，肝之液也。若六脉弦紧者，先以温汤浸其身取汗，次以凉膈散之类清其内热，此张子和治法如此。若因乳母怒火，遗热于肝，肝火炎炽，反侮肺金，金木相击，故悲哭有声者，宜用六君、柴胡、山栀以补脾清肝，用六味丸以壮水生木。有因惊风，过服祛风燥血之药而致者；有因吐泻，内亡津液而致者；及禀父肾阴不足，不能生肝者，治各审之。若小儿忽然大叫作声者，不治。此禀肾阴不足，虚火炎上故也，用六味丸，多有生者。仍参览夜啼、客忤、惊啼、重舌、口疮、天钓、内钓等症。

（《保婴撮要·卷四·悲哭》）

一小儿每忽哭白睛多，每悲面色赤。余谓：禀赋肾虚，火妄动而然也。用地黄丸，半载后，虽哭而面色不赤，诸症皆愈。（《保婴撮要·卷四·悲哭》）

一周岁儿，痰嗽哭不已，用抱龙丸少止，良久亦然。余视其右腮洁白，左腮青赤。此肺肝二经，相击而作。先用泻白散祛肺邪，次用柴胡栀子散平肝木，后用地黄丸滋肾水而痊。（《保婴撮要·卷四·悲哭》）

十、 不寐

一小儿十四岁，勤于功课，彻夜不寐，饮食无味。早间用补中益气汤，午后用异功散，饮食渐有味，夜稍得寐，仍用补中益气汤、八味汤而愈。毕姻后不寐，兼遗精盗汗，用补中益气汤、六味地黄丸而愈。（《保婴撮要·卷十·不寐》）

十一、 寻衣撮空

寻衣撮空，许叔微谓之肝热。夫肝主筋，筋脉血枯，而风引之，故手指为之撮敛也。宜确服六味地黄丸，间有回生之功。钱仲阳用泻青丸，此治肝经实热。盖寻衣撮空，皆病后之败症耳。求其实热，则百无一二矣，治者审之。王海藏治血脱，寻衣撮空摸床，手扬摇头，错语失神，脉弦浮而虚，血脱内躁，热之极也，气粗鼻干，此为难治，用生地黄连汤主之。（《保婴撮要·卷十·寻衣撮空》）

王少参孙女年十二岁，脾胃素弱，后成痄证，发热，小腹膨胀坚直，大便溏泻，气喘咳嗽，彻夜烦躁不睡，鼻塞眼暗谵语，其脉大而无根。用人参一两、附子三分，腹胀渐减，脉渐敛；然犹寻衣撮空，鼻孔出血，用六味地黄丸料二服，如脱；乃昼服独参、姜附汤，夕服六味地黄丸料，脉渐有根，诸症渐愈；又用六君子、补中益气汤而痊。（详见发热）（《保婴撮要·卷十·寻衣撮空》）

一小儿停食，夜惊腹痛。服消食丸，泻数次，寻衣撮空，面青黄或色白。此脾土受伤，肺金休囚，肝火旺而然耳。先用异功散加升麻以补脾土；用六味地黄丸料以滋肝血，稍定，各二剂渐愈；却

用补中益气汤、六味地黄丸，间以异功散而痊。(《保婴撮要·卷十·寻衣撮空》)

十二、 喜笑不休

经曰：心藏神，有余则笑不休。又曰：在脏为心，在声为笑，在志为喜。又火太过曰赫曦，赫曦之纪，其病笑谵狂妄。又云：少阴所至为喜笑。又云：精气升于心则喜。此数者，皆言属心火也。若笑不休，呻而为腹痛，此水乘于火，阴击于阳，阳伏热生，狂妄谵语不可闻，心之损矣。扁鹊云：其人唇口赤色者，可治；青黑者，死。若肾水亏涸，不胜心火，而喜笑不休者，用六味地黄丸；肝火炽盛，能生心火，而喜笑不休者，用柴胡清肝散。余兼别症，各从其症而参治之。(《保婴撮要·卷十·喜笑不休》)

一小儿喜笑常作，不安，面赤饮冷，手足并热。先用黄连泻心汤，未二服稍定。又用六味地黄丸料煎服，顿愈。常服此丸则安，月许不服，仍前复作，又服愈矣。(《保婴撮要·卷十·喜笑不休》)

一小儿患前症，面青赤。此肝心二经风热所致也。用柴胡栀子散、六味地黄丸渐愈。又因乳母大怒发热，先用加味柴胡汤，又用加味逍遥散，母子服之并愈。(《保婴撮要·卷十·喜笑不休》)

十三、 疝气

一小儿茎痿湿痒后，阴囊焮肿，茎中作痛，时出白津。余诊之肝火也，用龙胆泻肝汤、六味地黄丸而愈。(《保婴撮要·卷九·疝气》)

一小子禀肝肾虚弱，睾丸常肿。用六味地黄丸料加柴胡，母子并服，两月余而痊。(《保婴撮要·卷九·疝气》)

第二节　肺系病证

一、 咳喘

一小儿患喘，服发汗之剂，汗不出而喘益甚，用异功散顿愈，又用六君子汤而痊愈。后复痰喘，服下痰丸，前症愈甚，更腹胀作呕，此脾肺复伤也，再用异功散而渐愈。半载后患喘嗽面赤，此心火克肺金，用人参平肺散及六味地黄丸而痊。(《保婴撮要·卷六·作喘》)

二、肺痈

齐氏云：肺痈肺痿，因脾肺气虚，腠理不密，外邪所乘；或母食辛辣厚味，遗热于儿；或儿有病过于汗下，内亡津液，虚火烁肺；或服克伐之药，亏损脾胃，不能生肺金。其症恶风咳嗽，鼻塞项强，呼吸不利，甚则四肢微肿，咳唾脓血。若吐臭秽，胸中隐痛，脉数而实者为肺痈；咳唾涎沫，脉数而虚者为肺痿。……咳唾脓痰，左尺脉数而无力者，肾气虚也，六味地黄丸……大要补脾肺、滋肾水为善。仍审五脏相胜、乳母七情。后症仿此。(《保婴撮要·卷十四·肺痈肺痿》)

一小儿停食，服克伐之药，唾痰腥气，面赤气喘。此元气复伤而成肺痈也，用桔梗汤，脓痰顿止。翌日喘甚，此脾气虚而不能生肺也，用异功散加杏仁、百合而愈。后小便涩滞，服八正散，小便愈涩，咳嗽吐痰，面赤盗汗。余谓：肺气虚热，前药亏损真阴，虚火烁肺金而然。用异功散以补脾土，地黄丸以滋肾水，遂愈。(《保婴撮要·卷十四·肺痈肺痿》)

第三节　脾系病证

一、痞

一小儿患痞结，久而四肢消瘦，肚腹渐大，寒热嗜卧，作渴引饮。用白术散为主，佐以四味肥儿丸，月余诸症渐愈；又以异功散加当归，并六味地黄丸，又月余而愈。(《保婴撮要·卷五·癖块痞结》)

一小儿患痞结，身热如火，病状多端，不可尽述。朝用五味异功散，夕用四味肥儿丸，月余诸症稍愈；佐以地黄丸，自能行立；

遂朝用地黄丸，夕用异功散及虾蟆丸，数服而愈。（《保婴撮要·卷五·癖块痞结》）

二、积滞

一小儿患前症，服驱逐之剂，更恶寒发热。余朝用补中益气汤，夕用五味异功散寻愈。后饮食停滞，腹痛便秘，别用疏导之剂，朝寒暮热，大便频数。余用五味异功散，月余饮食渐进；乃佐以八珍汤，内芍药炒焦、川芎些少，又两月，寒热渐愈。后又伤风，服参苏饮，汗出喘嗽发热；服清热化痰之剂，更烦热不寐，寻衣撮空。先用六味地黄丸料，水煎服，诸症顿退，再剂而安，却用五味异功散、八珍汤而痊。后因伤食吐泻，大便欲去而不去，欲了而不了。先用补中益气汤，数剂不应，改用人参五钱，白术三钱，陈皮、甘草各七分，升麻四分，干葛五分，三剂；又手足并冷，急用人参一两，附子五分，姜枣水煎，一日服二剂；手足始温，又二剂，诸症渐退；仍用前人参五钱之方，治之而愈。（《保婴撮要·卷五·积滞》）

三、泄泻

一小儿白睛多，唇色白，停食吐泻，困睡惊悸，久治不愈。余曰：惊悸为心血虚怯，困睡为脾气虚弱，皆禀脾肾不足所致也。用补中益气汤及六味丸加鹿茸而愈。（《保婴撮要·卷七·霍乱吐泻》）

一小儿侵晨泄泻，服消疳清热之剂，不应。余谓脾肾虚，用二神丸治之。不信，仍服前药，形体骨立。复求治，用四神、六味二丸治之寻愈。停药数日，饮食渐减，泄泻仍作。至十七岁毕姻，泻渴顿作，用前药治之无效，乃用补中益气汤、八味丸而始应。（《保婴撮要·卷七·热泻》）

一小儿吐泻，呵欠顿闷，不语畏明。属脾肺不能生肝肾也。用异功散补脾肺，地黄丸补肝肾遂痊。（《保婴撮要·卷七·霍乱吐泻》）

四、疰夏

一小儿每春夏口干发热，怠惰嗜卧，劳则头痛。服清凉化痰之药，喘泻烦躁不安；服香薷饮，脉大神思昏烦。余用补中益气汤去

升麻、柴胡，加五味、麦门、炮姜，一剂未愈；又加肉桂五分，即苏；更用六味丸而愈。(《保婴撮要·卷九·疰夏》)

一小儿禀脾肾虚弱，疰夏发热，二便不调。朝用补中益气汤，夕用地黄丸而愈。后因乳母怒气，致儿发热惊搐，用柴胡栀子散，母子并服而瘥。(《保婴撮要·卷九·疰夏》)

五、滞颐

一小儿滞颐，面色白或赤，目札咬牙。此禀肝肾气不足，内热而生虚风也。用地黄丸以滋肾水，异功散以补脾土而安。(《保婴撮要·卷五·滞颐》)

六、呕吐

一小儿寒热呕吐，或泻青色。余谓脾虚肝木所乘也。用六君、柴胡、升麻治之而愈。后因惊寒热，寅卯时益甚，小便频数，久而不愈。此肝火血虚。先以小柴胡汤加白术、茯苓、当归二剂顿止，又用地黄丸而愈。(《保婴撮要·卷七·霍乱吐泻》)

七、疳证

钱仲阳云：小儿诸疳，皆因病后脾胃亏损；或用药过伤，不能传化乳食，内亡津液，虚火妄动；或乳母六淫七情，饮食起居失宜，致儿为患。五脏之疳不同，当各分辨。肝疳者，一名风疳，其症白膜遮睛，或泻血羸瘦。心疳者，其症面黄颊赤，身体壮热。脾疳者，一名肥疳，其症肢体黄瘦，皮肤干涩，多生疮疥，腹大食土。肺疳者，一名气疳，其症喘嗽不已，口鼻生疮。肾疳者，一名骨疳，其症肢体削瘦，遍身疮疥，喜卧湿地。杨氏云：又有疳伤者，五脏虫疳也，其名甚多，姑举其要。虫疳者，其虫如丝，出于头项腹背之间，黄白赤者可治，青黑者难疗。蛔疳者，皱眉多啼，呕吐青沫，腹中作痛，肚腹青筋，唇口紫黑，头摇齿痒。脊疳者，身热羸黄，烦渴下利，拍背有声，脊骨如锯齿，十指皆疮，频啮爪甲。脑疳者，头皮光急，满头并疮，脑热如火，发结如穗，遍身多汗，腮肿囟高。疳渴者，日则烦渴，饮水不食，夜则渴止。疳泻者，毛焦唇含，额上青纹，肚胀肠鸣，泻下糟粕。疳痢者，停积宿滞，水谷不聚，泻下恶物。疳肿者，虚中有积，肚腹紧胀，脾复受湿，则头面手足虚浮。疳劳者，潮热往来，五心烦热，盗汗骨蒸，嗽喘枯悴，渴泻饮水，肚硬如石，面色如银。无辜疳者，脑后颈边有核如弹丸，按之转动，软而不疼，其内有虫，不速针出，则内食脏腑，肢体痈疽，便利脓血，壮热羸瘦，头露骨高。相传儿衣夜露，为鸼鸟羽所污，亦致此证。若手足极细，项小骨高，尻削体瘘，腹大脐突，号哭胸陷，名丁奚。若虚热往来，头骨分开，翻食吐虫，烦渴呕秽，名哺露。若牙齿蚀烂，名走马疳。盖齿属肾，肾虚受热，疳火上炎，致口臭齿黑，甚则龈烂牙宣。大抵其症虽多，要不出于五脏。治法：肝疳，用地黄丸以生肾。心疳，用安神丸以治心，异功散以补脾。脾疳，用四味肥儿丸以治疳，五味异功散以生土。肺疳，用清肺饮以治肺，益气汤以生金。脑疳，亦用地黄丸。无辜疳，用大芜荑汤、蟾蜍丸。丁奚、哺露，用肥儿丸、大芦荟丸。走马疳，敷雄黄散，服蟾蜍丸。若作渴泻痢、肿胀劳瘵等类，当详参方论而治之。盖疳者干也，因脾胃津液干涸而患，在小儿为五疳，在大人为五劳，总以调补胃气为主。(《保婴撮要·卷八·疳证》)

陈工部长孙，腹内一块，小便不调，或用行气破血等药，发热口干，体瘦懒食，面黄兼青，几成瘵证。以补中益气汤煎送大芦荟丸四服，又用前汤加车前子煎送六味丸四服，又用清肝生血之药而痊。(《保婴撮要·卷八·疳证》)

一小儿患瘰疬，小便频数，两目连札，作呕少食，泄泻后重。用补中益气汤、六味地黄丸渐愈，佐以芦荟丸而痊。(《保婴撮要·卷八·疳证》)

一小儿四肢消瘦，肚腹渐大，寒热嗜卧，作渴引饮。此肝脾疳也，名丁奚哺露。用白术散为主，佐以十全丹，月余诸症渐愈，乃以异功散加当归及六味丸而痊。(《保婴撮要·卷八·疳证》)

一小儿患疳，虚证悉具，热如火炙，病状不能尽述。朝用异功散，夕用四味肥儿丸，月余诸症稍愈；佐以九味地黄丸，自能行立；遂朝以六味地黄丸，夕以异功散及蚵蟆丸而痊。(《保婴撮要·

卷八·痔证》）

一小儿头摇目札，口渴下血。此肝经血虚风热也，用地黄丸而痊。若肝经湿热，兼用泻青丸。盖虚则补其母，实则泻其子也。（《保婴撮要·卷八·痔证》）

一小儿数岁，脑后并结二核，肉色如故，亦不觉痛。用大芦荟丸以清肝脾，佐以地黄丸补肾水，形体健而核自消。（《保婴撮要·卷八·痔证》）

一小儿十岁，患疮疥，久不愈，肌体羸瘦，寒热作时，脑热足冷，滑泻肚痛，龈烂口臭，干渴，爪黑面黧。此肾疳也。服六味地黄丸，更搽解毒散而愈。（《外科心法·卷六·小儿》）

第四节　肾系病证

一、喑

经云：舌者音声之机也，喉者音声之关也。小儿卒然无音者，乃寒气客于会厌，则厌不能发，发不能下，致其门阖不致，故无音也。若咽喉音声如故，而舌不能转运言语，则为舌喑。此乃风冷之邪，客于脾之络，或中于舌下廉泉穴所致也。盖舌乃心之苗，心发声为言，风邪阻塞其经络，故舌不能转运也。若舌不能转运言语，而喉中声嘶者，则为喉喑。此亦为风冷所客，使气道不通，故声不得发，而喉无音也。然或风痰阻塞，或因心惊气虚，或因脾之脉络受风，或因风痰滞于脾之络，或因脾气不足，或胃中清气不升，皆足以致喑。大抵此症，亦有禀父肾气不足不能言者；有乳母五志之火遗儿，熏闭清道不能言者；或儿病津液耗损，会厌干涸不能言者；或肾气不充，虚火上炎，伤肺不能言者；有惊风中风不能言者。若遗热与津液耗损者，用七味白术散；清气不升者，用补中益气汤；禀肾不足与虚火伤肺者，用六味地黄丸。若仰首咳嗽，肢体羸瘦，目白睛多，或兼解颅、呵欠、咬牙等症，悉属肾虚，非用地黄丸不能救也。（《保婴撮要·卷五·喑》）

一小儿十一岁，形羸骨立，面皎口干，白睛多而黑睛少，不能顿言。用六味地黄丸、补中益气汤，其形渐充，年余而能言。(《保婴撮要·卷五·喑》)

一小儿解囟不言，其形属肾虚而兼疳证。先用六味地黄丸以补肾水，又用补中益气汤以补肺金，半载渐愈，年余疳病痊而能言。(《保婴撮要·卷五·喑》)

一小儿喉音不亮，至十九岁，咽仍不响，面色赤白，睛多畏明。毕姻后，头觉胀，视物皆大，作渴饮冷。亦用前二药，喜其远帏幕、戒厚味，二年诸症悉愈，其声响亮。(《保婴撮要·卷五·喑》)

二、 解颅

钱仲阳云：小儿解颅，或久不合者，因肾气有亏，脑髓不足。故儿多愁少喜，目睛多白，而身瘦。盖人之脑髓，如木无根，有数岁而成废人者，服钱氏地黄丸。更用南星微炮为末，米醋调，敷绯帛，烘热贴之。其柏子仁散、三辛散、封囟散俱效。夫肾主骨，肾气实则脑髓充而囟早合，骨脉盛而齿早生。肾气怯则脑髓虚而囟不合，此由父母精血不足，宜用地黄丸补之。若在乳下，当兼补其母，更以软帛紧束其首，使其易合。皆虚火上冲，当调补脾肾为善。囟填囟陷，亦因所禀肾气不足，及乳哺失宜、脾胃亏损所致。夫脾主肌肉，气逆上冲而为填胀，元气下陷而为囟陷也。并用补中益气汤、地黄丸，及用狗头骨炙黄为末，以鸡子清调敷囟门。亦有泻痢气血虚，脾胃不能上充者，亦用前法。若手足并冷，前汤加姜、桂；未应，虚寒甚也，急加附子，缓则多致不救。(《保婴撮要·卷四·解颅囟填囟陷》)

一小儿颅解足软，两膝渐大，不能行履。用六味地黄丸加鹿茸治之，三月而起。(《保婴撮要·卷四·解颅囟填囟陷》)

一小儿十四岁，解囟自觉头大，视物昏大，畏日羞明。此禀赋肾气怯弱。用六味丸加鹿茸，及补中益气汤加山药、山茱萸，半载愈，二载而囟合。既婚之后，仍觉囟门开解，足心如炙。喜其断色欲、薄滋味，日服前药二剂，三载而愈。后入房，两腿痿软，又教

以服前丸，守前戒而愈。(《保婴撮要·卷四·解颅囟填囟陷》)

一小儿年十三岁，患前症，内热晡热，形体倦怠，食少作渴。用六味丸加鹿茸补之，不越月而痊。(《保婴撮要·卷四·解颅囟填囟陷》)

一小儿年十四岁而近女色，发热吐痰。至有室，两目羞明，头觉胀大，仍不断欲，其头渐大，囟门忽开。用地黄丸、益气汤之类，断色欲年余而愈。(《保婴撮要·卷四·解颅囟填囟陷》)

三、 耳证

耳者，心肾之窍，肝胆之经也。心肾主内证，精血不足；肝胆主外证，风热有余。或聋聩，或虚鸣者，禀赋虚也；或胀痛，或脓痒者，邪气客也。禀赋不足，宜用六味地黄丸。肝经风热，宜用柴胡清肝散。若因血燥，用栀子清肝散；未应，佐以六味丸，间服九味芦荟丸。若因肾肝疳热，朝用六味丸，夕用芦荟丸……不可专于治外，不惟闭塞耳窍，抑亦变生他症，延留日久，遂成终身之聩矣。慎之！(《保婴撮要·卷四·耳证》)

一小儿耳内出脓，秽不可近，连年不愈，口渴足热，或面色微黑。余谓肾疳证也。用六味地黄丸，令母服加味逍遥散而愈。后因别服伐肝之药，耳症复作，寒热面青，小便频数。此肝火血燥也，用柴胡栀子散以清肝，六味地黄丸以滋肾，遂痊。(《保婴撮要·卷四·耳证》)

一小儿十二岁，素虚羸，耳出脓水，或痛或痒，至十四，稍加用心，即发热倦怠，两腿乏力八年矣。用补中益气汤及六味地黄丸，稍愈。毕姻后，朝寒暮热，形气倦怠，两足心热，气喘唾痰，仍用前二药，佐以六君子汤而愈。因后不守禁忌，恶寒发热，头晕唾痰。余谓肾虚不能摄水而似痰，清气不能上升而头晕，阳气不能护守肌肤而寒热。遂用补中益气汤加蔓荆、附子一钱，四剂不应；遂用人参一两，附子一钱，二剂而应；乃用十全大补汤，百余剂而痊。又因大劳入房，喉喑痰涌，两腿不遂，用地黄饮子顿愈，仍用十全大补汤而安。后又起居失宜，朝寒暮热，四肢逆冷，气短痰

盛，两寸脉短。用十全大补汤加附子一钱，数剂而愈；乃去附子，用人参三钱，常服始安。(《保婴撮要·卷四·耳证》)

四、小便不通

一小儿五岁，小便不利。用五苓散分利淡泄之药，益加不通，小便阴囊渐肿。先兄谓前药复损真阴也，用六味丸料加牛膝、肉桂、车前子，佐以补中益气汤而痊。(《保婴撮要·卷八·小便不通》)

一小儿八岁，先小便涩滞，服五苓散益甚；加木通、车前之类，腹胀吐痰；加枳壳、海金沙而胸满阴肿、遍身发浮。余用六味丸煎送滋肾丸而痊。此皆禀父气所致，其作湿热痰气治之而殁者多矣。(《保婴撮要·卷八·小便不通》)

一小儿八岁，先因小便黄赤，服五苓、导赤等散，后患便血。余以为禀父虚热也。用六味丸及补中益气汤而痊。(《保婴撮要·卷八·小便不通》)

五、淋证

夫小儿诸淋者，肾与膀胱热也。二经相为表里，俱主水道，水入小肠，下行于胞则为溺。若膀胱热，则津液内涸，水道不通；肾气热，则小便淋沥，或少腹引脐而痛。夫淋有五：石淋者，肾热化石，内塞水道，痛引膀胱；气淋者，肺气壅热，小腹胀满，小便涩滞；热淋者，三焦有热，传入肾、膀胱，流入于胞，小便赤涩；血淋者，心热血散失其常经，溢渗入胞；寒淋者，膀胱气冷，与正气交争，寒战气解是也。亦有因妊母肝热，及乳母恚怒者，当分五脏蓄热治之。若心脏有热者，导赤散加黄连。肝脏有热者，柴胡栀子散；大便不通，泻青丸。脾脏有热者，泻黄散；脾气不足，异功散；脾气下陷，补中益气汤。肺脏有热者，泻白散；肺气虚热，异功散加炒黑山栀。肾脏有热者，地黄丸……或儿早近色欲，小便涩滞或作痛，及更去后大小便牵痛者，皆属肝肾不足也，用六味地黄丸、补中益气汤加牛膝、车前、肉桂。未应，当参五脏所胜，不可轻用渗泄寒凉之药，大损胃气，仍参前小便不通证览之。(《保婴撮要·卷八·诸淋》)

一小儿小便不利，茎中涩痛，时或尿血。此禀父胃热为患也。先用五淋散以疏导，又用滋肾丸、地黄丸补肝肾，渐愈。后出痘色紫，小便短赤，颏间右腮或赤或白，用补中益气汤、六味地黄丸，前症并愈。(《保婴撮要·卷八·诸淋》)

一小儿十五岁，所赋虚怯，且近女色，小便滴沥，误服五苓散之类，大小便牵痛，几至不起。用六味丸而愈。(《保婴撮要·卷八·诸淋》)

一小儿小便不通，服五苓之类不应，颏间及左腮色赤。乃肝肾虚热也。用四物、山栀及地黄丸而愈。后因感冒误汗，小便仍不利，余用补中益气汤加麦门、五味而安。(《保婴撮要·卷八·诸淋》)

一小儿小便不利，衄血，鼻色赤。属脾肺有热也。用《济生》犀角地黄汤而愈。后颏间常赤，作渴有痰。此禀赋肾气不足，用地黄丸而诸症瘥。(《保婴撮要·卷八·诸淋》)

六、 遗尿

巢氏云：肾主水，与足太阳相为表里。经曰：膀胱者，州都之官，津液藏焉。卧则阳气内收，肾与膀胱之气虚寒不能约制，故睡中遗出，《内经》谓膀胱不约为遗是也。用破故纸散、益智散、鸡肠散之类主之。亦有热客于肾，干于足厥阴之经，廷孔郁结，而气血不能宣通，则痿痹而无所用，故液渗入膀胱而漩溺遗失者，用六味地黄丸，虚热亦用前丸。(《保婴撮要·卷八·遗尿》)

一小儿三岁，素遗尿，余视其两颏微赤。此禀父肾与膀胱二经阴虚也。与六味丸服之，赤色渐退，而遗尿亦愈。(《保婴撮要·卷八·遗尿》)

七、 白浊

一小儿白浊，形气甚虚，发热作渴。余谓肝肾虚羸也，用大芦荟丸、地黄丸而愈。毕姻后，小便仍白，唾痰发热，形气益虚。用大剂益气汤、六味丸，各五十余剂而愈。(《保婴撮要·卷八·白浊》)

一小儿白浊，发热口干，体瘦骨立。余谓肾经虚羸，朝用补中益气汤，夕用六味地黄丸而愈。后两目或生白翳，面黄浮肿，小便仍白。此变肝脾疳证，用四味肥儿丸，月余渐瘥。(《保婴撮要·卷八·白浊》)

八、小便不止

一小儿项腋结核，溃而体瘦发热，小便不止。此禀肝胆之精血气虚热而然也。先用加味逍遥散、五味异功散为主，以地黄丸为佐；月余以地黄丸为主，五味异功散加当归、柴胡为佐，诸症渐愈；又以四味肥儿丸间服而愈。(《保婴撮要·卷十五·小便不止》)

一小儿阴囊时肿。余谓胎禀肝火。不信。后患便痈，溃后，小便淋沥，或时澄白。此肝火为患，溃久肝气虚弱，而小便如斯也。盖虚则补其母，肾为肝之母，用地黄丸滋肾水以补肝，渐愈。因功课劳心兼怒，不时寒热，小便如淋。用加味逍遥散而寒热止，却用地黄丸为主，佐以四味肥儿丸而愈。(《保婴撮要·卷十五·小便不止》)

一小儿鹤膝风久溃，小便频数，后淋沥不止，面色黑或皎白，饮食少思，四肢倦怠。此肾之脾胃虚也。朝用补中益气汤，夕用五味异功散，饮食渐加，肢体渐健，却用地黄丸而愈。(《保婴撮要·卷十五·小便不止》)

九、五迟五软

五软者，头项手足肉口是也。夫头软者，脏腑骨脉皆虚，诸阳之气不足也，乃天柱骨弱，肾主骨，足少阴太阳经虚也。手足软者，脾主四肢，乃中州之气不足，不能营养四肢，故肉少皮宽，饮食不为肌肤也。口软者，口为脾之窍，上下龈属手足阳明，阳明主胃，脾胃气虚，舌不能藏，而常舒出也。夫心主血，肝主筋，脾主肉，肺主气，肾主骨，此五者皆因禀五脏之气虚弱，不能滋养充达，故骨脉不强、肢体痿弱。源其要总归于胃。盖胃水谷之海，为五脏之本，六腑之大源也。治法必先以脾胃为主，俱用补中益气汤，以滋化源；头、项、手足三软，兼服地黄丸。凡此症必须多用二药。仍令壮年乳母饮之，兼慎风寒、调饮食，多能全形。(《保婴

撮要·卷三·五软》）

一小儿十五岁，手足痿软，齿不能嚼坚物，内热晡热，小便涩滞如淋。服分利之剂，小便如淋；服滋阴之剂，内热益甚；服燥湿之剂，大便重坠。余谓：此禀肾气不足，早犯色欲所致。故《精血篇》云：男子精未满而御女以通其精，五脏有不满之处，异日有难状之疾；老人阴已痿，而思色以降其精，则精不出而内败，小便涩痛如淋。若阴已耗而复竭之，则大小便牵痛，愈痛则愈便，愈便则愈痛，正谓此也。遂朝用补中益气汤，夕用六味丸加五味子煎服，各三十余剂，诸症渐愈。后梦遗诸症复作，手足时冷，痰气上急，用十全大补汤、加味八味丸料各八剂，二便稍利，手足稍温。仍用前二药三月余，元气渐复，饮食如常。又饮食停滞，吐泻腹痛，按之不疼，此脾胃受伤也，用六君子汤加木香、肉豆蔻治之，其吐未已，左尺右关二脉轻诊浮大，按之如无。经云：肾开窍于二阴。用五味子散四服，大便顿止。后又伤食咽酸作泻，大便重坠，朝用补中益气汤，夕用六君子汤加木香、干姜而痊。（《保婴撮要·卷三·五软》）

一小儿五岁，禀父腿软，不便于行，早丧天真，年至十七，毕姻后腿软，头囟自觉开大。喜其自谨，寓居道舍，遂朝服补中益气汤，夕用地黄丸料加五味子、鹿茸煎服，年余而健。（《保婴撮要·卷三·五软》）

一小儿体瘦腿细，不能行，齿不坚，发不茂。属足三阴经虚也。用六味丸、补中益气汤，年余诸症悉愈。（《保婴撮要·卷五·鹤膝行迟》）

一小儿六岁，面色㿠白，眼白睛多，久患下痢，忽声音不亮，腿足无力。先用四神丸止其痢，后用地黄丸加牛膝、五加皮、鹿茸补其肾，两月余渐能行，半载后，其声音亮。后停食，另用消食丸，连泻五六次，去后益频，五更侵晨为甚，声音复暗，步履复难，而腿足作痛。仍服前丸，兼补中益气汤而愈。（《保婴撮要·卷五·鹤膝行迟》）

一小儿七岁，左腿自膝下至胫细小，行步无力。用地黄丸加鹿茸、五味子、牛膝为主，佐以补中益气汤，半载腿膝渐强而能步。

毕姻后，其腿内热，足心如炙，唾痰口渴。余谓当补脾肾。不信，另用滋阴丸，痰热益甚；服四物、黄柏、知母之类，饮食日少；服二陈、青皮、枳壳之类，胸满吐血；服犀角地黄汤，唾血不时，大便频数。复请视，仍泥实火，余辞不能治。怯服犀角地黄丸，而唾血益甚，不时发热。后复恳治，余曰：两足心热，唾痰口干，肾虚水泛也；饮食少思，胸膈痞满，唾血不止，脾虚失摄也；昼发夜伏，夜作昼止，不时而热，无根虚火也。遂用四君子及八珍汤、地黄丸，间服而愈。（《保婴撮要·卷五·鹤膝行迟》）

一小儿三岁，言步未能，齿发尤少，骨瘦艰立，发热作渴，服肥儿丸不应。余曰：此肾虚疳证也，盖肥儿丸脾胃经之药，久服则肾益虚，其疳益甚。不信，牙发渐落。余用地黄丸加鹿茸、五味子，半载而元气壮健。（《保婴撮要·卷五·齿迟》）

一小儿体瘦腿细，行步艰辛，齿不坚固，发稀短少。用六味地黄丸、补中益气汤，年余诸症悉愈，形体壮实。（《保婴撮要·卷五·齿迟》）

一小儿五岁不能言，咸以为废人矣，但其形色悉属肺肾不足，遂用六味地黄丸加五味子、鹿茸，及补中益气汤加五味子。两月余，形气渐健；将半载，能发一二言；至年许，始音声如常。（《保婴撮要·卷五·语迟》）

一小儿言迟泄泻，声音不亮，杂用分利清热等剂，喉音如痖，饮食少思。朝用地黄丸加五味子，夕用补中益气汤，其泻渐止；遂专服前丸，两月喉音渐响。（《保婴撮要·卷五·语迟》）

一小儿白睛多，泻后喉暗，口渴兼吐，大便不实。朝夕服地黄丸而痊。后患泻，喉复暗，仍服前丸而愈。此皆禀赋肾气不足，故用是药。（《保婴撮要·卷五·语迟》）

十、 咬牙

夫齿属足少阴肾经，牙床属手足阳明经。小儿瘸瘵，不时咬牙，其所致之经不同，或本于心经之热，或本于肝经之热，或本于脾肺肾经之热。若发热饮水，叫哭而搐者，心经实热也；睡因惊悸，合面而卧者，心经虚热也。面青目札，呵欠项强烦闷者，肝经实热也；手寻衣领及乱捻物者，肝经虚热也；发搐，目青面赤，肝经风热也；烦闷喘促，见于申酉时者，肺经热也；胸满气急，喘嗽上气，肺感风寒也。见于亥子丑时者，肾经热也；眼目畏明及无精光，或解颅下窜，胎禀肾虚也。饮水口中气热，胃经实热也；饮汤口中气冷，胃经虚热也。发搐，呵欠面黄，脾虚发惊也。心经实热用泻心汤；虚热用导赤散。肝经实热先用柴胡清肝散治肝火，后用六味丸生肝血；肝经风热亦用前药；虚热则用六味丸。肺经实热用泻白散；虚热用保肺汤。肾经实热，用六味丸减茱萸二两，以生地易熟地；虚用地黄丸。胃经实热用泻黄散；虚用异功散；脾虚发惊，用五味异功散；若乳母多食膏粱厚味，致儿咬牙者，用清胃散。(《保婴撮要·卷五·咬牙》)

一小儿十五岁，盗汗面赤，睡中咬牙，自服清胃散，前症益甚，更遗精晡热，口干倦怠。余用六味地黄丸、补中益气汤而痊。(《保婴撮要·卷五·咬牙》)

一小儿病后不语，睡中咬牙，惊悸饮水，困倦少食，用化痰镇惊等药益甚。余谓属心脾肾阴虚。用六味地黄丸为主，佐以五味异功散、秘旨安神丸，诸症顿愈。(《保婴撮要·卷五·咬牙》)

一小儿咬牙作渴，面色忽白忽赤，脉洪数，按之无力，左关尺为甚。此属肾虚也。用地黄丸、补中益气汤寻愈。后因惊，面青目赤，呵欠咬牙，手寻衣领。此肝经虚热。用加减八味丸料，煎与恣饮，顿安，又用补中益气汤而痊。(《保婴撮要·卷十七·寒战咬牙饮水泻渴之证》)

第五节　气血津液病证

一、血证

1. 吐血

一小儿十四岁，发热吐血，属足三阴虚，余谓宜补中益气以滋化源。不信，仍用寒凉降火，前症愈甚。或谓曰：小儿未有室，何肾虚之有？参、芪补气，奚为用之？余述：丹溪先生云，肾主闭藏，肝主疏泄，二脏俱有相火，而其系上属于心。心为君火，为物所感，则相火翕然而起，虽不交会，而其精亦暗耗矣。又褚氏云，男子精未满而御女，以通其精，则五脏有不满之处，异日有难状之疾。正此谓也。遂用补中益气汤及六味地黄丸而痊。(《保婴撮要·卷九·吐血》)

2. 衄血

一小儿年十余岁，鼻衄，肝脉弦数。肝藏血，此肝火血热而妄行。用小柴胡加山栀、龙胆草，四剂而血止；又用四物、芩、连、芦荟、山栀、甘草，作丸服；又以地黄丸滋肾水，生肝血而愈。(《保婴撮要·卷九·吐血》)

一小儿鼻衄，两颊赤。余谓禀赋肾气不足、虚火上炎也。不信，别服清热凉血之药，病益甚。余用地黄丸果效。毕姻后，虚证悉至，用八珍渴、地黄丸料寻愈。(《保婴撮要·卷四·鼻塞鼻衄》)

一小儿鼻衄作渴，喘嗽面赤。此心火刑肺金也。用人参平肺散及地黄丸料加五味子、麦门冬煎服而痊。(《保婴撮要·卷四·鼻塞鼻衄》)

3. 便血

经云：肺朝百脉之气，肝统诸经之血。又云：气主煦之，血主濡之。盖荣血为水谷之精气，灌溉五脏六腑、四肢百骸。若脾胃有伤，荣卫虚弱，行失常道，故上为衄血、吐血，下为尿血、便血。若外感风邪则血鲜，为肠风；内伤则血浊，为脏毒；又热入大肠，则大便下血；热入小肠，则小便出血。然小儿多因胎中受热，或乳母六淫七情，厚味积热，或儿自食甘肥积热、六淫外侵而成……禀父肾燥者，六味地黄丸。儿有积热，小便出血者，实热用清心莲子饮，虚热用六味地黄丸……若婴儿，以治母为主。余当临证制宜。(《保婴撮要·卷八·便血尿血》)

汤氏治郑都承子，摇头便血七年，用祛风药、止血药，百试无效。此肝经风热所乘，土受木克，不能摄血而溃入大肠，故便血不止。遂制清肝益胃汤，以平肝益脾祛风热，兼服胃风汤，旬余诸症悉愈。便血者，风木摇动，则土受凌虐，而不能统血也；或食酸味过多，以益其肝，致令阴结。经曰：结阴者便血一升，再结二升，三结三升。又邪在五脏，则阴脉不和；阴脉不和，则血留之。结阴之病，阴气内结不得外行，渗入肠间，故便血也。血亦有乳母恚怒，风热炽盛，或肝木伤脾，使清气不升，或风邪侵入大肠者。治法：若因风热，用柴胡清肝散；若因怒火，用加味小柴胡汤；若清气不升，脾气下陷者，用补中益气汤；若风邪侵于大肠者，用清肝益胃丸；肝经血热妄行者，用六味地黄丸；脾土不能培肝木者，用六君、柴胡、钩藤钩；肝木胜脾土者，用四君、芍药、钩藤钩；结阴者，用平胃地榆汤。（《保婴撮要·卷二·摇头便血》）

一小儿禀父气不足，不时便血，用六味地黄丸、补中益气汤而愈。后因母饮酒炙煿复致前患，母服加味清胃散，子服六味地黄丸而愈。（《保婴撮要·卷八·便血尿血》）

一小儿便血，手足发热，齿龈溃臭。朝用六味地黄丸，暮用异功散加芜荑，月余渐愈，乃佐以补中益气汤而愈。（《保婴撮要·卷八·便血尿血》）

一小儿禀父肾虚，便血作渴，足热形瘦，用六味丸寻愈。后出痘第四日，两足发热，作渴饮冷，以前丸料煎与恣饮，三剂后足凉渴止，其痘安然而靥。（《保婴撮要·卷八·便血尿血》）

4. 尿血

一小儿尿血，两足发热，用六味地黄丸而愈。后患痢，久不愈，复尿血，作渴饮冷，以前丸料煎服，兼用补中益气汤而痊。（《保婴撮要·卷八·便血尿血》）

一小儿尿血，面青胁痛，小便频数。用五味异功散加柴胡、炒黑龙胆草，次用地黄丸而愈。（《保婴撮要·卷八·便血尿血》）

一小儿小便见血，或咳血、衄血。此脾肺虚热。食后用《圣济》犀角地黄汤，食前用六味地黄丸，顿愈。后因食厚味，用清胃散及六味地黄丸而愈。（《保婴撮要·卷八·便血尿血》）

二、 汗证

自汗者，汗无时而自出也。经曰：饮食饱甚，汗出于胃；惊而夺精，汗出于心；持重远行，汗出于肾；疾走恐惧，汗出于肝；摇体劳苦，汗出于脾。又曰：阴虚而阳必辏，则发热而自汗；阳虚而阴必乘，则发厥而自汗。东垣云：表虚自汗，秋冬用桂，春夏用黄芪。丹溪云：汗者心之液也。自汗之证，未有不因心肾俱虚而得之者。巢氏云：虚劳病若阳气偏虚，则津液发泄而为汗矣。夫自心为主，阳之藏，火也。阳主气，人身津液，随其阳气所在之处而生，亦随其火所扰之处而泄，则为自汗矣。治法当用参、芪甘温益气之药，使阳气外固，而津液内藏则汗止矣……心肾虚热者，六味丸。虚寒者，八味丸……若汗出如油，喘而不休，此为命绝；柔汗发黄，此为脾绝；汗出不流，如贯珠者，为绝汗。数者并不治。若六阳虚则汗出上至头，下至项，亦难治。（《保婴撮要·卷十·自汗》）

一小儿四岁，因惊自汗，左关无脉，以此为忧。余曰：肝主惊，此禀肝气不足，因惊则气散，脉必在臂腕。于尺部尽处候之，果得。用补中益气汤、六味地黄丸，半载脉复本位。其脉在合谷之间者，皆自幼被惊而然也。（《保婴撮要·卷十·自汗》）

一小儿自汗，目直项强顿闷。余谓肝经实热。先用柴胡栀子散，随用六味地黄丸而愈。后因惊自汗，咬牙呵欠。属肝经虚热生风，用六味地黄丸、补中益气汤而瘥。后又惊，自汗怔悸，面赤发热。悉属肝经虚热，用六味丸而愈。（《保婴撮要·卷十·自汗》）

一小儿自汗盗汗，颈间结核，两目连札，此兼肝脾疳证也，用四味肥儿丸及大芜荑汤而瘥。后每伤食发热，便血自汗，用五味异功散加升麻、柴胡渐愈，又用六味地黄丸而瘥。（《保婴撮要·卷十·自汗》）

一女子十四岁，自汗寒热，月经先期，余谓肝火血热，用加味逍遥散、地黄丸而瘥。后因怒，经行不止，自汗盗汗，先用加味小柴胡汤，次用加味逍遥散而愈。（《保婴撮要·卷十·自汗》）

盗汗者，睡则汗出，寤则汗收也。自汗属阳虚，盗汗属阴虚。

盖阳为卫气，阴为荣血，血之所主心也，所藏肝也。热搏于心，故液不能内敛而外泄于皮肤。人卧则静而为阴，觉则动而为阳，故曰自汗属阳，盗汗属阴也。多因心肾不交，水火不能既济。肾虚则闭藏之令失守，故有是症，宜用六味丸、十全大补汤；血虚内热者，当归六黄汤；心经有热者，导赤散；肝经虚热者，六味地黄丸……余症见自汗，当参览之。（《保婴撮要·卷十·盗汗》）

一小儿十二岁，患盗汗，形气瘦弱，面色或赤或白，右腮白两颊赤，鼻间微青。此禀足三阴经虚也。朝用补中益气汤，夕用六味地黄丸而愈。（《保婴撮要·卷十·盗汗》）

一小儿发热呵欠，顿闷咬牙，至夜盗汗。属肝胆火证。用小柴胡汤加山栀二剂，又用地黄丸料煎服而愈。（《保婴撮要·卷十·盗汗》）

三、 渴证

一小儿面目色白，患渴证，唾痰发热。服清热化痰之药，大便洞泻，小便频数。此脾胃虚而复伤也。朝用补中益气汤，夕用四神丸，诸症渐愈，又佐以六味地黄丸而愈。（《保婴撮要·卷九·渴证》）

一小儿患瘰疬，面赤作渴。余谓肝肾虚热。用加减八味丸、补中益气汤、六味地黄丸，月余诸症顿愈，佐以九味芦荟丸而愈。（《保婴撮要·卷十五·作渴不止》）

一小儿口干作渴，发冷泄泻，诸药不效，皆谓不起。右关脉弦数，按之沉伏，寻掏腹中隐伏一块鸡卵大。此肝脾疳也。用蟾蜍丸，三月而消；兼服地黄丸，三月诸症渐退；却以白术散为主，四味肥儿丸为佐而痊。（《保婴撮要·卷十五·作渴不止》）

四、 内伤发热

一小儿十四岁，肢体倦怠，发热晡热，口干作渴，吐痰如涌，小便淋漓，或面目赤色，身不欲衣。此禀肾不足而虚热也。用补中益气汤、六味地黄丸寻愈。（《保婴撮要·卷六·发热》）

一小儿发热体瘦，夜间遗尿，日间频数。此禀脾肾不足。用补中益气汤加补骨脂，及地黄丸加鹿茸治之而痊。婚姻后，小便频数，作渴发热，服补阴丸等药，发热尤甚，小便如淋。用补中益气汤、六味地黄丸而愈。(《保婴撮要·卷六·发热》)

一小儿体瘦腹大，发热嗜卧，作渴引饮。先用白术散为主，佐以四味肥儿丸，诸症渐愈，又用异功散、六味地黄丸而愈。(《保婴撮要·卷六·发热》)

嘉靖甲寅，敬臣之女，年十二，患脾胃素弱，自夏入秋，时泻时止，小腹微痛，至八九月间，遂成疳积之证。发热凡二十余日不止，汗泄热解，汗已复热，自中脘至小腹膨胀坚直，大便溏，气喘咳嗽作嗳，俱昼轻夜重，彻夜烦躁不睡，鼻塞眼暗谵语，其母以为必死矣。立斋先生诊之曰：脉浮大而无根，此大虚证也，非独参汤不可。乃用参一两，加熟附三分、煨生姜三片，日进二剂。仍并渣煎服之，大下疳积，其气甚惺，腹渐宽，热渐减，脉渐敛。然手犹寻捻不已，鼻孔出血。先生曰：此肝证也。煎六味丸料与之，一服如脱。乃昼服独参姜附汤，夜服六味丸料，脉渐有根，诸症渐退。先此手足恒热，至是乃始觉寒。先生喜曰：此病邪尽退，而真气见矣。然犹饮食不进，乃单用六君子汤加炮姜，遂能食，咳嗽独甚，与补中益气汤嗽遂止，夜始有睡。凡弱女之得生，皆先生力也。向非先生卓有定见，专治其本，而其末自愈，则奄奄一息之躯，岂堪杂剂之攻击哉！其为丘中之骨，盖必然矣。敬臣感激之余，无由以报，敬书施疗之颠末，以附医录，庶不泯先生之功，且以告同患此者，幸无所误。亦推广先生一念之仁于万一云尔！孟冬望日，眷晚生王敬臣顿首拜书。(《保婴撮要·卷六·发热》)

一小儿十三岁，内热晡热，形体倦怠，食少作渴。此禀赋怯弱之虚热也。用地黄丸、异功散补之，不越月而痊。(《保婴撮要·卷六·发热》)

一小儿十四岁而近女色，发热吐痰，至有室，两目羞明，头觉胀大。用地黄丸料加五味子、当归、黄芪，煎服，及补中益气汤，得慎疾而瘥。(《保婴撮要·卷六·发热》)

一小儿十三岁，壮热便秘。服清凉饮，愈而复作；服地骨皮散，更潮热；又服芩、连、四物，不时寒热，体倦，少食而热，或昼见夜伏，夜见昼伏。余谓肝脾虚热。夕用地黄丸加五味子，朝用补中益气汤加山药、山茱而瘥。（《保婴撮要·卷六·寒热》）

五、潮热

一小儿潮热发躁，左腮青赤。此心肝血虚。用秘旨安神丸及四物、防风、酸枣仁渐愈，又用六味地黄丸调补肝肾而痊。（《保婴撮要·卷六·潮热》）

一小儿潮热发搐，痰涎上涌，手足指冷，左肋至申酉时青中隐白，手足时搐。此肝经虚弱，肺金所胜而潮搐，脾土虚弱而手足冷也。用补中益气汤调补脾肺，用六味地黄丸滋补肝肾而愈。盖病气有余，当认为元气不足，若用泻金伐肝、清热化痰，则误矣。（《保婴撮要·卷六·潮热》）

一小儿夜间发热腹胀，余谓脾虚肝盛。朝用五味异功散，夕用四味肥儿丸，热止；乃朝用六味地黄丸，夕用异功散而痊。（《保婴撮要·卷六·潮热》）

一小儿巳午时发热惊悸，发时形气倦怠，面黄懒食，流涎饮汤。余谓心气不足所致。不信，反服凉心之药，更加吐泻，睡而露睛，手足并冷，几至慢脾风。先用六君、姜、桂，佐以地黄丸而愈。（《保婴撮要·卷六·潮热》）

一小儿亥子时，患前症，用益黄散而愈。后复发，服前药及清热之剂，病发，不时嗜卧露睛，作渴少食，大便频黄。余谓脾虚而肝木胜之，兼元气下陷也。用补中益气汤，佐以地黄丸而愈。（《保婴撮要·卷六·潮热》）

六、虚赢

一小儿八岁，面常青色，或时色赤，日间目札，夜睡咬牙，二年余矣。服清肝降火之药益甚，形气日赢。余考绩到京，求治于余。曰：肝主五色，入心则赤，自入则青。盖肝属木而生风，故肝气为阳为火，肝血为阴为水。此禀肝肾精血不足，虚火内动，阴血益虚，虚而生风，风自火出，故变面赤目札等症耳，非外风也。遂用地黄丸以滋肾水生肝木，两月目札咬牙悉止，又三月许诸症寻愈，而元气亦充矣。凡肝木之证，若肝木实热生风而自病，或肺金实热而克木者，宜用清肝降火之剂，以泻其邪气。若肝经风热而目直等症，用柴胡栀子散以清肝火，加味四物汤以养肝血。若肾虚而咬牙诸症，用六君子汤以健脾土，六味地黄丸以滋肾水则愈。（《保婴撮要·卷九·虚羸》）

一小儿体瘦腹大，寒热嗜卧，作渴引饮。以白术散为主，佐以四味肥儿丸，诸症渐愈；乃以异功散、六味丸，月余而安。（《保婴撮要·卷九·虚羸》）

一小儿五岁，形气虚羸，睡中咬牙，夜间遗尿，日间频数。余以为禀肾气不足，用补中益气汤加补骨脂、地黄丸加鹿茸，以补脾肾而痊。毕姻后，小便频数，作渴发热，日晡益甚，恪服黄柏、知母等药，以滋阴降火。后患肾痿，卧床年许。余因考绩北上，仍用前药，喜其慎疾，半载而痊。（《保婴撮要·卷九·虚羸》）

一小儿年十一岁，面白或赤，足软不能久行，用地黄丸加鹿茸，年许而瘥。毕姻后，两目羞明，两足仍软，用前丸及补中益气汤而痊。后病复发，增口渴足热，头囟觉开，视物觉大，此肾虚瞳人散大而然也，服前药远房事则愈。因不自保，终患肾痿而殁。仲阳先生云：此证属脑髓不足，不能荣养，宜用地黄丸补之，有至七八岁，或十四五岁，气血既盛而自合。若纵恣色欲，戕贼真阴，亦不能尽其寿矣。（《保婴撮要·卷九·虚羸》）

一小儿体素虚弱，患咳嗽痰涎，服化痰药而痰益甚。余以为脾虚食积，先用六君、神曲、山楂渐愈。后伤风咳嗽，腹胀不食，泄泻酸臭。此食滞伤脾，而肺气虚也，用六君、桔梗而愈。又饮食停滞，呕吐痰涎，喘嗽面白。余谓：脾虚不能消化饮食而为痰，肺虚不能摄气归源而作喘。仍用六君子汤而愈。大凡腠理不密，外邪所感而肺病者，因脾胃气虚不能相生，必用六君子汤；若脾胃气实，大肠不利而肺病者，用泻黄散；若心火炎烁肺金而喘嗽者，用地黄丸。（《保婴撮要·卷九·虚羸》）

一小儿形瘦，不时咳嗽，自用参苏散一剂，更加喘急惊搐，面白或黄。余谓：此禀脾肺不足，而形气虚羸，因前剂峻利，外邪虽去而肺气益虚，肺虚则宜补脾。先用异功散加桔梗、钩藤钩一剂，痰喘顿定；乃去桔梗，加半夏、当归，再剂惊搐亦去；又加酸枣仁治之而安。年十五岁，发热痰盛，作渴面赤，形体羸瘦，用地黄丸加五味子及补中益气汤，各百余剂，而形气渐壮。若认为阴火，用黄柏、知母等药，复伤生化之源，其亦不治者矣。（《保婴撮要·卷九·虚羸》）

第六节　小儿外科病证

一、疮

1. 胎毒疮疡

一小儿阴囊赤痒，或时如无皮状，两目常闭，服化毒丹益甚。余曰：化毒丹、犀角丸，治脾胃实火之剂。前症乃禀肝肾经阴虚也。不信，仍服之，几危。余用六味地黄丸、四味肥儿丸，母服加味逍遥散而痊。（《保婴撮要·卷十一·胎毒疮疡》）

一小儿，生下大腿肿寸许一块，面目色白，将期敷药而溃，脓水清稀，二期而未愈。后呵欠咬牙。此禀肾虚。朝用补中益气汤，夕用地黄丸料，与母子同服半杯，年余而愈。（《保婴撮要·卷十一·胎毒疮疡》）

一小儿，生下小腹患肿一块，年余不溃，寒热往来。此禀肝火而然也。其母果经事不调，内热体倦。用地黄丸、八珍汤与母服，子日服半杯，寻愈。（《保婴撮要·卷十一·胎毒疮疡》）

一小儿，生下阴囊赤肿。余谓：禀肾肝阴虚。不信，另用化毒丹之类，前症益甚，更呕吐不乳，手足并冷。此脾胃被伤。先用五味异功散，母用大剂地黄丸料加炒黑黄柏及漏芦，与数剂而消。其时患是症，服化毒丹、敷凉药者，俱不救。（《保婴撮要·卷十一·胎毒疮疡》）

一小儿，生下臀尖微肿寸许一块，敷铁箍散，服化毒丹，越月肿起色赤，啼声不绝，以指按之，随手复起。此脓内熟而痛也。遂针之，出稠脓，啼声即止。余谓：血气无亏，不必用药。彼欲速效，另服犀角丸，致吐泻发搐，欲投惊药。余曰：此因脾胃亏损，而内生风耳。急以人参一两细切，和壮妇乳一盏，置粥釜中煮良久，取出绞乳汁，以绵作乳头样者，蘸乳频与儿吮之，一日吮尽；却服乳化地黄丸，母日服八珍汤加漏芦，不月而愈。（《保婴撮要·卷十一·胎毒疮疡》）

2. 疮疥

一小儿年十五，遍身患此，腿足为甚，发热饮冷，两尺脉数洪，按之无力。此禀肾虚所致。用六味地黄丸而愈。后用心力学，复发尤甚，兼盗汗遗精。用地黄丸为主，佐以补中益气汤、八珍汤而痊。（《保婴撮要·卷十一·诸疳疮疥》）

一小儿患此，小便频数，左颊青色，或时目札。此肝脾之证也。先用五味异功散加当归、升麻、柴胡，调补脾气；又用九味芦荟丸，清理肝火；末用地黄丸，滋肾水、生肝木而疥愈。后复发，不经意，兼两目生翳，小便频数，大便泄泻。此肝邪侮脾而作也。用四味肥儿丸、五味异功散加芜荑，脾气健而肝病愈。（《保婴撮要·卷十一·诸疳疮疥》）

余甥凌云汉，年十六。庚子夏，作渴发热，吐痰唇燥，遍身生疥，两腿尤多，色暗作痒，日晡愈炽。仲夏腿患疮，切脉洪数。余曰：疥，肾疳也；疮，骨疽也。皆肾经虚证。针之脓出，其气氤氲。余谓火旺之际，必患瘵证。遂用六味地黄丸、十全大补汤，不二旬诸症愈，而瘵证具，仍用前药而愈。抵冬娶室，至春症复发，父母忧之，俾其外寝，幸其年少谨疾，亦服地黄丸数斤，前药三百余剂而愈。

疏曰：此案作渴发热、吐痰唇燥，固已属阴虚火旺矣。而遍身生疥、腿上生疮，类多湿热毒气，例用熏浴涂抹之方，而不知有肾疳、骨疽之说也。唯其属于阴虚，故两腿尤多，日晡愈炽，而况又有切脉洪数之明验乎？然用药以六味是矣，而兼用十全大补，内有肉桂能不助火为患乎？要知肾水不足，虚火游行于外，故作此疮疗，借肉桂以收藏其火，不特今日之疮疗可愈，而他日之瘵证亦无非肾水不足、虚火游行之证，故亦以前药而愈。（《薛案辨疏·卷下·脾肺肾亏损虚劳怯弱等证》）

一小儿患此，发热饮冷，痰涎上涌。此禀肾虚。用地黄丸料煎服，月余渐愈，又佐以八珍汤而愈。次年毕姻后，发热唾痰，盗汗咳血，仍用前药而愈。（《保婴撮要·卷十一·诸疳疮疡》）

一小儿自落草时，颈间患有四枚，至五岁，耳前后如贯珠，元气虚甚，寒热往来，饮乳不彻。此禀肝胆经气滞之证。用八珍、逍遥二散，与壮年妇人服之，儿饮其乳，半载之后，儿体渐充，其核渐消，又服地黄丸、逍遥散而痊愈。（《保婴撮要·卷十一·热毒疮疗》）

一小儿腹间患此，发热便血，面黄少食，或作呕，或作泻，手足时冷，右关脉弦数。此脾土虚弱，肝火为患。先用五味异功散加升麻、柴胡、山栀，益脾气、清肝火，后用地黄丸，滋肾水、生肝血而愈。（《保婴撮要·卷十一·热毒疮疗》）

一小儿腿内股患此，色赤不愈，发热，面色或赤或青。此禀肾阴不足，而水火炽盛。先用柴胡栀子散以清肝心，后用地黄丸以补肝肾而愈。（《保婴撮要·卷十一·热毒疮疗》）

一小儿遍身患疮，似疥作痒，肌体消瘦，发热龈烂，口渴饮水，大便不实。此肝肾之证也。先用地黄丸治之，又用大芜荑汤而愈。后因饮食所伤，其疮复焮，先用四味肥儿丸，后用大芜荑汤而痊。（《疬疡机要·中卷·续治诸证》）

3. 头面疮

一小儿颏间赤色，作渴，目睛白多，面常生疮，睡而露睛。先君谓禀父阴虚，用地黄丸、补中益气汤而愈，后出痘亦无虞。设不预为调补肾气，则出痘之危，其可保耶？（《保婴撮要·卷十二·头面疮》）

一小儿四岁，太阳连眉不时作痒，或生小疮。此属胆经风热也。先用地黄丸，次用柴胡栀子散，后专服地黄丸而愈。（《保婴撮要·卷十二·头面疮》）

一小儿患前症，头皮光急，发热作渴，小便频数。余谓此肾肝之疳也。用地黄丸为主，朝用补中益气汤，夕用五味异功散而愈。(《保婴撮要·卷十二·头面疮》)

4. 漏疮

一小儿腿内侧患之，寒热发渴。此肝脾二经气血虚证也。盖胃为五脏之本，先用五味异功散加升麻、柴胡，月余胃气始复，乃用地黄丸补肾水以生肝血而愈。(《保婴撮要·卷十四·漏疮》)

一小儿四岁，尚解颅，余用地黄丸而颅阖。至十六，颐间肿硬，发热唾痰。余谓：属肾经气不足，水泛而为痰，气伤而为肿。不信，反用火针败毒，破而出水。余曰：肾主骨，骨而为痛，元气亏败，余何能为？后果殁。惜哉！(《保婴撮要·卷十四·漏疮》)

5. 汤火疮

一小儿热汤伤足，久不愈，脓水清稀，口干足热，患处肿暗，晡热盗汗，肢体骨立。此禀肾气虚弱，寒药伤脾而然。用益气汤、地黄丸三月余，佐以托里散、如圣饼而愈。(《保婴撮要·卷十四·汤火疮》)

二、痛

1. 腮痛

一小儿腮颏常焮肿，服清热败毒之药，更口渴足热，面色微黑。余谓肾肝证。用六味地黄丸与子服，母服加味逍遥散而愈。后因别服伐肝之药，前症复作，寒热面青，小便频数。此肝火血燥耳。用柴胡栀子散以清肝，六味地黄丸以滋肾，遂痊。(《保婴撮要·卷十三·腮痛》)

一小儿腮间发热，手足并热，用清胃、泻黄二散而愈。后颏间肿痛，焮连耳内。余谓：此肾经所属之地。不信，杂用降火之药，耳出脓水，或痒或痛，稍加用心即发热倦怠、两腿乏力。用补中益气汤及六味地黄丸，稍愈。毕姻后，朝寒暮热，形气倦怠，足心发热，气喘唾痰。仍用前二药，佐以六君子汤而愈。后不守禁，恶寒发热，头晕唾痰。余谓：肾虚不能摄水而为痰，清气不能上升而头晕，阳气不能护守肌肤而寒热。遂用补中益气汤各加蔓荆子、附子各一钱，不应；乃用人参一两、附子二钱，二剂而应；乃用十全大补汤百余剂而痊。（《保婴撮要·卷十三·腮痈》）

2. 腹痛

一小儿患此而溃，肿不消，恪服败毒之药，饮食少思，脓清发热。余谓：脾胃之气复伤。不信，仍行气清热，肿痛益甚；服消导化痰之药，腹胀作泻。余先用异功散加升麻、柴胡、木香，佐以二神丸，二十余剂，诸症渐愈；乃用异功散加当归、黄芪，元气渐复；却用八珍汤，内芍药炒黄，数剂，改用托里散而愈。次年，因劳心发热作渴，用当归补血汤而安。毕姻后，寒热往来，患处作痒，用十全大补汤、六味地黄丸而愈。（《保婴撮要·卷十三·腹痛》）

一小儿腹痛，溃而肿痛益甚，饮食少思，此脾胃复伤之恶症。先用五味益功散加木香，诸症渐愈；乃用异功散加当归、黄芪，元气渐复；又用八珍汤、托里散而愈。次年毕姻后，寒热往来，患处作痒，用大补汤、地黄丸而愈。（《保婴撮要·卷十五·五善七恶》）

3. 囊痈

一小儿囊痈出血，久不愈，左颊色青赤，此心肝二经风热而血不归经也。先用加味逍遥散、六味地黄丸，清肝热、滋肾水而血止，用托里散而疮愈。（《保婴撮要·卷十四·囊痈》）

一小儿十六岁患此，脓清晡热，遗精盗汗。此禀元气虚甚也。用大补汤、地黄丸料各二十余剂，元气稍复；又各三十余剂，汗止热退。犯房事患处顿暗，昏愦吃逆，手足并冷。此脾气虚寒之恶症。用独参汤四剂而苏；用大补汤加干姜四分，阳气渐复；乃去干姜，又二十余剂而痊。（《保婴撮要·卷十四·囊痈》）

4. 胁痛

一小儿肩患痈，痛甚，肿至背，乃膀胱经部分，血瘀滞也。先用仙方活命饮，毒解痛止；又用加味小柴胡汤加连翘、山栀、金银花，其势渐退；乃用加味逍遥散加金银花、黄芪，漫肿悉消；但中间不退，此欲作脓也，用托里消毒散，脓成而溃，又用托里散、地

黄丸，补气血、滋肾水而痊。（《保婴撮要·卷十三·胁痛》）

一小儿患之，久不愈，左关脉弦数，右尺脉按之而弱，此禀肾虚而然也，用地黄丸为主，佐以八珍汤、托里散而愈。（《保婴撮要·卷十三·胁痛》）

一小儿十五岁，胁痛脓清，晡热盗汗遗精，此元气虚甚之恶症也。用大补汤、地黄丸料，元气渐复。因犯色欲，患处色暗，昏愦吃逆，手足并冷。用独参汤四剂而苏；用大补汤加干姜六剂，阳气渐复；乃去姜，又二十余剂而痊。（《保婴撮要·卷十五·五善七恶》）

5. 便痈

一小儿溃后惊悸发搐，呵欠咬牙，此心肝二经气血俱虚也。先用补心汤、安神丸，虚证寻愈；再用八珍汤、托里散，肌肉渐生；却用地黄丸而疮口敛。（《保婴撮要·卷十四·便痈》）

一小儿两拗痛肿，小便澄白，肢体消瘦，发热眼札。此禀肝火之证。用龙胆泻肝汤为主，四味肥儿丸为佐，又各数服将愈，及用地黄丸而痊。（《保婴撮要·卷十四·便痈》）

一小儿两拗肿痛，小便不利，或赤白浊，此系肝火炽而脾气伤也。朝用补中益气汤，夕用地黄丸各数剂而愈。后因过劳，盗汗发热，两拗仍肿。用前药，佐以地黄丸而愈。（《保婴撮要·卷十四·便痈》）

6. 其余痈

一小儿腿痈，脓清作呕，疮口不敛，肝肾二脉洪数，此因禀肾水不足，而肝火为患。用六味地黄丸以补肾，九味芦荟丸以清肝而愈。（《保婴撮要·卷十五·作呕不止》）

一小儿臂痈，溃而面黄痰喘。余谓：禀脾肾气虚。不信，乃服四物、黄柏、知母而殁。余治此证，用地黄丸、补中汤滋其化源，多有生者。若用四物、黄柏之类，益伤脾肺，乃速其危也。（《保婴撮要·卷十五·作痛不止》）

一小儿臀疮久不生肌。余曰：臀属膀胱，乃气血难到之所，此禀肾虚而患者，当调补脾气、滋养阴血。遂用五味异功散、地黄丸

而痉。(《保婴撮要·卷十五·肌肉不生》)

一小儿臀痈久不愈，大便泄泻，小便不调，发热作渴。余谓：肾开窍于二阴，故二便不调，此禀肾气虚热而然也。用地黄丸、益气汤之类，诸症渐退，肌肉渐生，疮口自愈。(《保婴撮要·卷十五·大便不止》)

三、疽

一小儿臂患之，时出清脓，恶寒发热。此元气虚也。朝用补中益气汤，夕用四君、归、芪，半载常出细骨一块，又用六味丸而愈。(《保婴撮要·卷十四·多骨疽》)

一小儿患之，目睛白多，饮食难化，手足并冷。此禀命门火衰而脾胃虚寒也。先用八味丸、异功散、如圣饼，出碎骨，乃用六味丸、大补汤而愈。若攻疮邪，不固元气，必不活矣。(《保婴撮要·卷十四·多骨疽》)

四、流注

杨鸿胪子年十二，左胁下患此。服流气饮、十宣散之类，元气益虚，年余不敛，左尺脉数而无力，左关脉弦而短。此肝经之证，因禀肾水不足，不能滋养肝木，血燥火炽而然耳。用六味地黄丸以滋肾水，九味芦荟丸以清肝火而愈。(《保婴撮要·卷十二·流注》)

李通府子十六岁，腰患之，三年不愈，色暗下陷。余曰：此肾经证也，宜用六味丸，滋化源以生肾水，更用如圣饼，外散寒邪以接阳气。不信，别用杂药，元气益虚，七恶蜂起。始信余言，仍用前药而愈。(《保婴撮要·卷十二·流注》)

一小儿十五岁，早丧天真，日晡发热，遍身作痛，或四肢软酸，唾痰头晕。服祛湿化痰之药，腿之内外肉色肿硬而不变；因服攻毒之药，虚证蜂起。褚氏云，男子精未满，而御女以通其精，五脏有不满之处，异日有难状之疾。正合此论。遂用补中益气汤及地黄丸，半年而愈。此等证候，误认为实，而用败毒之药者，必致不救。(《保婴撮要·卷十二·流注》)

一小儿流注愈而大便秘结，发热作渴，两颊赤色。余谓肾肝阴虚，用地黄丸、通幽汤而愈。次年毕姻后，大便仍秘，用润肠丸。余曰：东垣云，少阴不得大便，以辛润之，以苦泄之。不信，仍用前药，后果殁。（《保婴撮要·卷十五·大便不通》）

一小儿流注久溃，面白时咳，脓水清稀，小便短少，或如淋不止。余谓脾肺气虚不能生肝肾而然。用补中益气汤、六味地黄丸为主，佐以托里散而渐愈，又间用豆豉饼而敛。（《保婴撮要·卷十五·小便不止》）

五、瘰疬

一小儿脓水淋漓，其核未消，发热憎寒。此肝经气血虚而有热也。用补阴八珍汤为主，间以清肝益荣汤而愈。后复核结，小便赤涩，日晡热作渴。用参术柴苓汤为主，佐以六味地黄丸料加柴胡、山栀及四味肥儿丸而敛。（《保婴撮要·卷十一·热毒瘰疬》）

一小儿十五岁患此，恪用攻痰，前症益甚，虚证悉至，仍议前法。余曰：小便频数，肝经阴虚也；两目连札，肝经风热也；作呕懒食，胃气虚弱也；泄泻后重，脾气虚陷也。遂用补中益气汤、六味地黄丸渐愈，又用九味芦荟丸而消。（《保婴撮要·卷十一·热毒瘰疬》）

一小儿十四岁患此，脓水清稀，肌体骨立，晡热盗汗，口干咳痰。此肾水不能生肝木也。用六味地黄丸、补中益气汤，三月余元气渐复，佐以四味肥儿丸而愈。毕姻后，唾痰体倦，发热作渴。此脾肺虚，不能生肾水，水泛而为痰。用地黄丸、补中益气汤而痊。（《保婴撮要·卷十一·热毒瘰疬》）

一小儿九岁患此，面色常青，肿硬不溃，肉色不变，乃伐肝化痰。余曰：常调补肝脾。不信，果虚证蜂起，复请治，仍欲伐肝。余曰：面带青色，肝虚而本色见也；面色变白，肺虚而本色见也；痰涎上涌，脾虚而不能摄也；两目连札，肝血虚而生风也。经云，胃为五脏之本。当先救胃气。遂用五味异功散加升麻、柴胡，元气稍复；乃朝用补中益气汤，夕用五味异功散，佐以九味芦荟丸，面色始黄，而核渐消；又以四味肥儿丸，间服地黄丸而愈。（《保婴撮

要·卷十一·热毒瘰疬》)

一小儿十五岁，瘰疬二年矣。余谓禀肾肝阴虚燥热，用地黄丸之类而愈。后大便结燥，用通幽汤为主，佐以八珍汤之类，两月余而渐愈。彼欲速效，另服碑记黑丸子，通而不止，虚证并臻。余仍用前法，半载而愈。(《保婴撮要·卷十五·大便不通》)

一小儿面萎黄，患瘰疬，忽发面色青赤。此脾气虚，木火相搏而为患也。用补中益气汤，佐以柴胡山栀散二剂，加味逍遥散三服，诸症渐退，又以地黄丸而遂痊。 (《保婴撮要·卷十·寻衣撮空》)

六、结核

一小儿甫周岁，项间结核，两臂反张，索败毒之药。余意此属肝经血燥，询之，果前患惊风，曾服朱砂等药。遂与六味地黄丸，滋其肝血，数服而愈。(《保婴撮要·卷十一·惊风结核》)

一小儿项侧结核，痰盛发搐，服金石香燥之剂，手足筋挛。此肝血复伤，即急惊也。遂用加味小柴胡汤加钩藤钩、山栀、芎、归，六味丸料加五味、麦门而痊。 (《保婴撮要·卷十一·惊风结核》)

一小儿每受惊，项间结核，发热减食，睡间四肢微搐。此肝木侮脾土也。用五味异功散加柴胡、升麻、钩藤钩随愈。毕姻后，腿臂腕间结核，误服行气破血药，腿臂筋挛，肌体消瘦如瘵证。余考绩到京，用地黄丸生肝肾之血，佐以补中益气汤，补脾肺之气而愈。(《保婴撮要·卷十一·惊风结核》)

七、痘疹

陈文宿先生云：痘疮之证，有阳盛阴虚，有阴盛阳虚。阳盛者饮冰雪而不知寒，阴盛者饮沸汤而不知热。阳盛则补阴，用木香散加丁香、官桂；阴盛则补阳，用异功散加木香、当归。窃谓：经云大寒而甚，热之不热，是无火也，当益火之源以消阴翳；大热而甚，寒之不寒，是无水也，当壮水之主以镇阳光……若发热作渴，大便秘结，手足并热，喜饮冷水，此阳盛也，宜用四顺散、六味丸；若烦热作渴，面赤睛白，此为肾经虚热，宜用地黄丸之类。治之及时，亦有生者。京师小儿出痘或作渴，喜饮冷水者，恣与饮之，再不服药，如期而愈，亦无痘毒之患。盖北方人卧火炕，饮烧酒，有热与水相构而然也。小儿面色目睛多白者，乃禀肾气虚也，出痘必作渴，用地黄丸煎与恣饮，多有生者。（《保婴撮要·卷十八·痘疮发热属阴属阳之异》）

一男子出痘，上体甚热，两足俱冷，喉痛作渴，疮亦不起发。此禀肾经虚热也。以六味地黄丸料煎与恣饮，渐愈，又与八珍汤而痊。（《保婴撮要·卷十八·靥后发热咽痛不利之证》）

一小儿痘疮愈后，身痒，脓水淋漓，内热口干。用四君、归、芪，及补中益气汤，并六味地黄丸而痊。（《保婴撮要·卷十八·作痒抓破脓水淋漓之证》）

丹溪先生曰：痘风分气血虚实，虚则黄芪生血之剂主之，佐以风药；实则白芍、黄芩为君，连翘、白芷断续之类为佐。窃谓：前症更当发，痘疮已出未出，已靥未靥，外邪所伤，内虚火动……或目瞤，或直视者，风火相搏也，柴胡栀子散，或六味地黄丸加柴胡、山栀……或角弓反张者，水不生木也，六味地黄丸加柴胡、当归，随用补中益气汤，加天麻、钩藤钩，不可直用治风之药。盖风药能燥血散气，必验其手足冷热温和三症，而用补泻调理之法，庶无误矣。如婴儿，当审乳母而治之。（《保婴撮要·卷十九·痘风》）

一小儿十四岁，痘愈后，咳嗽，脉数而无力。朝用补中益气汤，夕用六味丸料，各数剂渐愈。毕姻后，咳嗽发热，仍用前药及八珍等药而痊。（《保婴撮要·卷十九·痘咳嗽》）

一小儿出痘将愈，因停食泄泻，作渴腰痛。此脾肾虚弱也。先君用加减八味丸料，及五味异功散，渴泻顿止，又与六味丸料及八珍汤而靥。（《保婴撮要·卷二十·痘腰痛》）

一小儿出痘，愈后腰足作痛。此禀足三阴虚也。用六味丸料煎服，及补中益气汤而愈。后又伤食，作泻腰痛，用四神丸、六味丸而愈。（《保婴撮要·卷二十·痘腰痛》）

一小儿出痘，发热躁渴，色暗出血，足热腰痛。此脾肾虚热。

用《圣济》犀角地黄汤一剂，却用地黄丸料数剂而贯，又用参芪内托散而痊。（《保婴撮要·卷十七·泄泻咬牙作渴之证》）

一小儿痘疮，咬牙面黄饮汤。此阳气虚弱也。用五味异功散加木香而愈。后仍咬牙面赤作渴，至夜为甚。此脾肾阴虚也，用地黄丸、大补汤而愈。（《保婴撮要·卷十七·寒战咬牙饮水泻渴之证》）

一小儿痘不结痂，用补中益气汤、地黄丸料煎服而愈。次年毕姻后，寒热作渴，头晕，脉洪数，按之微细。此脾肾虚火上炎也。以前药各加肉桂五分，引火归经而愈。（《保婴撮要·卷十八·不靥闷乱哽气腹胀之证》）

一小儿痘，咽痛足热。余谓：此禀足三阴虚而无根之火上炎也。古人有云，痘归肾经，必不可救，当用壮水之剂，亦有生者。奈彼不悟，翌日果腰痛咽哑，始信余言。乃用大剂地黄丸料加五味子，并补中益气汤而愈。（《保婴撮要·卷十八·靥后发热咽痛不利之证》）

一小儿出痘，喘咳面赤，其脉洪数，右寸脉尤甚。此心火克肺金。用人参平肺散以清心肺，再用地黄丸以壮肾水，喘嗽顿止。（《保婴撮要·卷十八·顶陷心烦狂躁气喘之证》）

一小儿痘将愈，喘躁作渴面赤。此禀足三阴虚也。用地黄丸料数剂，诸症稍可；又佐以益气汤，诸症渐愈。后因沐浴出汗，仍喘咳烦躁面赤，脉洪大，按之如无。此汗多亡阳也，用当归补血汤而愈。毕姻后，喘咳音哑，用地黄丸、益气汤各百余剂，得远帏幙而生。（《保婴撮要·卷十八·顶陷心烦狂躁气喘之证》）

一小儿痘毒，腿膝肿。此脾肾虚而毒流注也。用如圣饼及活命饮四剂，肿痛顿减，再用益气汤、地黄丸而痊。（《保婴撮要·卷十八·痘疮生痛毒之证》）

一小儿腿膝肿溃，脓水不止，晡热体倦。先君谓元气复伤，阴虚所致。用补阴八珍汤、地黄丸而愈。（《保婴撮要·卷十八·痘疮生痛毒之证》）

一小儿稠密色黑，烦躁喜冷，手足并热。先君谓火极似水，令恣饮芹汁，烦热顿止。先用犀角地黄汤，次用地黄丸料，服之而

愈。(《保婴撮要·卷十九·痘稠密》)

一小儿患之，发热作渴，面目多白，尺脉数而无力。此禀足三阴虚也。用地黄丸、补中汤寻愈。毕姻后，患瘵证，服黄柏、知母等药几危，余仍用前药而痊。(《保婴撮要·卷十九·癍烂》)

一小儿痘后，寅卯申酉时热甚或兼搐。余谓：寅卯时发热，此肝火本症；申酉时发搐，乃肝木侮金。先以四物、白术、茯苓、钩藤钩，煎送柴胡二连丸而愈；夕用地黄丸，朝用四君、山栀、柴胡，及四君子加当归而痊。(《保婴撮要·卷十九·痘痫搐》)

一儒者先潮热出痘，面青胁痛。此肝经之证。用四君、柴胡、当归、山栀，二剂胁痛稍缓，又佐以加味逍遥散而痛止，却用托里散，浆贯而靥。后又潮热，用地黄丸而愈。(《保婴撮要·卷十九·痘潮热》)

一小儿面赤有痰，口干作渴，右寸口脉洪数。此心火刑肺金。用人参平肺散一剂，又用地黄丸料四剂而痊。(《保婴撮要·卷十九·痘喘证》)

一小儿痘赤而痛，喘嗽作渴，脉洪数，左尺右寸为甚。此肾火上炎，乘肺为患。用地黄丸料煎与恣饮，如期而靥。(《保婴撮要·卷十九·痘喘证》)

一小儿小便数而欠利，面赤口渴，两足发热。此禀阴虚也。地黄、滋肾二丸煎服，用四剂而愈，又用地黄丸料加黄芪、当归而痊愈。(《保婴撮要·卷二十·痘小便不利》)

一小儿出痘，烦躁作渴，面赤口干，脉洪而大，按之无力，两尺为甚。此禀肾不足，阴虚而火动也。用大剂地黄丸料加五味子，煎与恣饮，诸症顿减；乃佐以补中益气汤，二剂痘齐；乃用参芪四圣散而靥。(《保婴撮要·卷二十·痘烦躁》)

一小儿出痘，烦躁作渴饮汤，面目赤色，脉数无力，两尺为甚。此禀足三阴虚也。用益气汤及地黄丸料加五味子大剂，始末服而靥。(《保婴撮要·卷二十·痘烦躁》)

一男子出痘，烦躁作渴，虚证不能悉举。先君用益气汤、地黄丸料加五味子，各三十余剂；更用人参五斤煎汤代茶，饮两月余而

蹇；又用参、芪、归、术各数斤，半载始能步履，得元气充实，且慎调摄而瘥。(《保婴撮要·卷二十·痘烦躁》)

经曰：腰者肾之府。若痘疮而见前症者，皆因肾经虚怯，相火内燥，真阴不能胜邪，故腰作痛也。急服地黄丸，以防变黑归肾，乃克有济。大抵此痘，因禀赋肾家精气不足，故目睛多白，俗谓之折腰痘是也。若平素面白，眼白睛多，行迟语迟者，出痘必归肾经。预为调补肾气，庶免此患。(《保婴撮要·卷二十·痘腰痛》)

一小儿十三岁，眼睛多白，或时面赤，常患颈痛，尺脉洪数。先君谓禀肾气虚，用地黄丸料，煎服而愈。至十五岁出痘，先君云须多服前药。仍用地黄丸、益气汤，更加倦怠，乃以地黄丸大剂煎与恣饮，又用大剂八珍汤，痘渐出如式。恪服前药，至期岁，二药计十七斤余而愈。先君每见婴儿白睛多，面色白，或色赤，令其预补脾肾，以防出痘，但信者少耳。(《保婴撮要·卷二十·痘腰痛》)

一小儿面色常白，目睛多白，时常腰痛，两足时热，冬不衣绵，年九岁。先君谓禀肾虚，令每日服地黄丸。至十岁，出痘腰痛，发渴面赤饮冷。用地黄丸每剂加肉桂半钱，煎与恣饮，数剂之后，热渴顿止，腰痛顿愈。却去肉桂，仍与服之，至五十余剂而瘥。(《保婴撮要·卷二十·痘腰痛》)

一小儿痘愈后，腰痛口渴，两足生疮，饮水不绝。此禀足三阴虚，先君用地黄丸、益气汤。至毕姻后，不慎起居，复患瘰疬，以致不起。(《保婴撮要·卷二十·痘腰痛》)

一小儿十六岁，痘痕白。用独参汤数斤，色渐如旧，又用地黄丸、大补汤而安。(《保婴撮要·卷二十·痘痕赤白》)

一小儿痘愈而声喑面白，两睛多白，两足发热，作泻饮汤，脉浮数，左尺更数而无力。余谓禀肾经阴虚。朝用益气汤，夕用地黄丸加五味子，两月余声渐出，又服两月余而效。(《保婴撮要·卷二十·痘喑》)

一小儿出痘声喑，脉息如前。余用前药治之，声渐复清。又饮食过多，泄泻复喑。朝用益气汤，夕用异功散、地黄丸，声始如旧。(《保婴撮要·卷二十·痘喑》)

一小儿痘后，声喑半载，以为废人。余询之，但云头晕，其声即喑。脉浮而缓，按之不及一寸。此中气虚不能上接清阳之气耳。用补中益气汤、地黄丸俱加五味子，不半载，声音渐复。(《保婴撮要·卷二十·痘喑》)

一小儿遍身发热，两足犹甚，作渴饮汤，脉洪数而无力。此禀肾经虚热也。用地黄丸料加当归、黄芪，大剂煎与恣饮，三日服数剂，热渴全止，又数剂而愈。(《保婴撮要·卷二十·痘疮痛》)

八、小儿外伤

一小儿闪足，肿痛而肉色不变。此阳气虚弱，伤在骨也。频用葱熨法，五更用和血定痛丸，日间用八珍汤，数日后佐以六味地黄丸，三月余而瘥。(《保婴撮要·卷十六·跌仆外伤》)

一小儿胁伤成疮，脓清不敛，寒热作渴。余朝用补中益气汤培益脾气，夕用六味地黄丸滋补肝血渐愈，却用托里散、异功散，而肌肉自生。(《保婴撮要·卷十六·腹破肠出》)

一小儿持碗仆地，误伤阴囊，睾丸露出，血出不止，寒热时搐。此肝经血虚而火动耳。随敷当归膏，服柴胡清肝散加熟地、黄芪，及六味丸而愈。(《保婴撮要·卷十六·阴囊被伤》)

一小儿闪足骨痛，肉色如故。频用炒葱熨之，五更用和血定痛丸，日间用四君、芎、归，数剂后用地黄丸，三月余而瘥。盖肾主骨，故用地黄丸以补肾也。(《保婴撮要·卷十六·跌仆外伤》)

一小儿十四岁，疫病愈后，啮舌出血。先君谓肾虚则啮舌，用地黄丸而愈。后唾血咳血，发热痰盛，仍用前丸而瘥。(《保婴撮要·卷十六·舌断唇伤》)

一小儿伤脑肿痛出血，外敷花蕊石散，内服八珍汤而安。后揭疮痂出血碗许，手足发搐，寒热痰盛。此血虚兼惊，肝火内动而生风也。令服地黄丸及加味逍遥散而愈。(《保婴撮要·卷十六·脑骨伤损》)

一小儿被伤，手足发搐，顿闷咬牙，饮食不思。此肝经血虚，火动生风，脾土受侮而然耳。用地黄丸、异功散，诸症渐退，用八

珍汤、托里散疮渐愈。(《保婴撮要·卷十六·脑骨伤损》)

一小儿脑侧近耳被伤，寒热作痛，溃后不敛，恪服止痛清热之剂。余曰：寒热作痛，因肝经气血虚也；溃而不生肌肉，脾经气血虚。遂用地黄丸、异功散加归、芪，诸症渐愈，又用托里散而敛。(《保婴撮要·卷十六·脑骨伤损》)

一小儿伤内臁成疮，色暗久而不愈。此肝脾气血虚也。先用补中益气汤，后用八珍汤加柴胡、升麻渐愈，再用地黄丸而痊愈。(《保婴撮要·卷十六·金木外伤》)

九、 破伤风

洁古云：风证者善行而数变，入脏甚速，死生反掌之间耳。急宜分表里虚实而治之。邪在表者，宜羌活防风汤；半表半里者，头有汗而身无汗，宜羌活汤；传入者，甚则舌强口噤，项背反张，筋惕搐搦，痰涎涌盛，胸腹满闷，或便溺赤闭，时或汗出，其脉洪数而弦者，宜大芎黄汤。然其汗初出者，由风热郁甚于里，故表热稍解，腠理疏而汗出也，宜除热散结；若热已退，脏腑已和，而汗仍出者，表虚也，以白术防风汤实其表。牙关紧急者，须撬开口灌之，更不时灌以粥饭。然小儿患之，多因夹惊，肝火内热生风所致。夫肝主五色属木生风，察其面色，入肝为青，入心为赤，入脾为黄，入肺为白，入肾为黑。肝经者，用柴胡清肝散；心经者，用栀子清肝散加黄连；肾经者，用地黄丸加柴胡；脾经者，用六君加山栀、柴胡为主，而佐以大补脾胃之药为善。(《保婴撮要·卷十六·破伤风》)

一小儿十六岁，病疮久不敛，因过劳，口噤目直，脉洪数，左关脉弦而无力。余谓肝经气血虚而火内动也。用地黄丸料四剂而安；却用补中益气汤，以补脾肺；用地黄丸以补肾肝为主，佐以九味芦荟丸以治肝疳而病疮愈。(《保婴撮要·卷十六·破伤风》)

一小儿十六岁，流注久不愈，因劳兼怒，忽仆地昏愦，殊类破伤风，面色皎白，无气以动。用补中益气汤，内用人参五钱，加肉桂一钱，不应；加干姜一钱，又不应；此阳气虚甚，药力不能胜之也，急加附子一钱，稍定。乃去附子，服十余剂，而元气渐复；却佐以八珍汤、豆豉饼，半载而痊。毕姻后因入试场，劳伤元气，前症复发，亦类破伤风，脉浮大，按之如无。用参附汤四剂而苏，八珍汤、地黄丸料各百余剂而痊。（《保婴撮要·卷十六·破伤风》）

十、天蛇毒

一小儿足大趾患之，变脓窠之状良久，干硬痛甚，小便频数。此禀父肾经虚热所致。用六味地黄丸而愈。（《保婴撮要·卷十二·天蛇毒》）

一小儿足中趾患之，耳中肿痛，小便频数。此禀父肝肾虚热为患。用六味地黄丸为主，佐以柴胡栀子散而愈。（《保婴撮要·卷十二·天蛇毒》）

十一、喉痹

一小儿喉间肿痛，左腮色青赤。此心肝二经之热也，用柴胡清肝散而愈。后因惊，服至宝丹，吐痰发搐，手足指冷。此肝木虚而肺金乘之。用补中益气汤以补脾肺，六味地黄丸以滋肝肾而愈。（《保婴撮要·卷十三·喉痹》）

一小儿喉痹，因膏粱积热，或禀赋有热，或乳母七情之火、饮食之毒，当分其邪蓄表里，与症之轻重、经之所主而治之。若左腮色青赤者，肝胆经风热也，用柴胡栀子散；右腮色赤者，肺经有热也，用泻白散。额间色赤者，心与小肠经热也，用导赤散；若兼青色，风热相搏也，用加味逍遥散。鼻间色黄，脾胃经有热也，用泻黄散；若兼青色，木乘土位也，用加味逍遥散；兼赤色，心传土位也，用柴胡栀子散。颏间色赤，肾经有热也，用地黄丸。凡此积热内蕴、二便不通者，当疏利之；风邪外客而发寒热者，当发散之；外感风邪，大便闭结、烦渴痰盛者，当内疏外解。若因乳母膏粱积热者，母服东垣清胃散；若因乳母恚怒肝火者，母服加味逍遥散。禀赋阴虚者，儿服地黄丸。大概当用轻和之剂，以治其本。切不可用峻利之药，以伤真气也。（《保婴撮要·卷十三·喉痹》）

一小儿额间赤，足心热，喉中常痛，服清胃败毒之药。余谓：禀肾水不足，而心火炽甚也，当用地黄丸，壮水之主以制阳光。不悟，口舌赤烈、小便如淋而殁。（《保婴撮要·卷十三·喉痹》）

十二、 下疳阴痿

一小儿二岁茎痿湿痒，时出白津。余以为肝火。不信，或与温补肾经，后阴囊嫩肿，茎中作痛。余用龙胆泻肝汤、六味地黄丸而愈。（《保婴撮要·卷十四·下疳阴痿》）

一小儿阴茎作痒，搔破出水，小便赤涩。此禀肝肾阴虚火动。用龙胆泻肝汤清肝经湿热，佐以地黄丸补肾肝阴虚而愈。后乳母恼怒，小便涩滞，两胁肿痛，儿阴复痒，惊搐困倦。用异攻散以补脾土，用地黄丸以滋肾肝而愈。（《保婴撮要·卷十四·下疳阴痿》）

一小儿十五岁，患下疳久不愈，形气骨立，不时寒热，小便不利，饮食少思。此禀肝疳虚羸也。朝用益气汤以培胃气，夕用地黄丸以滋肾水为主，佐以九味芦荟丸治疳而瘥。（《保婴撮要·卷十四·下疳阴痿》）

十三、 五瘤

一小儿头后患之，久不敛，目睛多白。此禀肾虚之证。母子并服六味丸、补中汤；外以六味丸料加鹿茸作饼，热熨患处，每日一次而敛。（《保婴撮要·卷十四·五瘤》）

第七节　肛门直肠病证

一、 脱肛

一小儿痢久脱肛，目睛多白，面色渐黄。余用补中益气汤、六味地黄丸，调补脾肾而瘥。（《保婴撮要·卷八·脱肛》）

一小儿小便先频数涩滞，次下痢脱肛，久而不愈。余以为禀父肾虚，用六味地黄丸寻愈。后患泄泻，咳嗽声喑，亦用前丸而瘥。（《保婴撮要·卷八·脱肛》）

二、肛门作痒

一小儿十五岁，两目白翳，遍身似疥非疥，肛门作痒，晡热作渴，形体骨立。余以为肝疳之证也，用六味地黄丸而痊。后阴茎作痒，小便澄白，服蟠葱散，肛门肿痛；服大黄等药，肛门脱出，作痒不可忍；杂用降火之药，不应，下唇内生小白疮。余以为虫蚀肛门，用九味芦荟丸而愈。（《保婴撮要·卷八·肛门作痒》）

三、痔疮

一小儿痔疮，不时肿痛，服加味槐角丸而愈。至十四而复作，发热体倦，肛门坚肿，用地黄丸、八珍汤，坚肿渐消，血气渐愈。或间止药饵，劳役不节，诸症仍作，用前药随愈。毕姻后，肛门肿溃而串臀。用补中汤、地黄丸，臀间渐愈；或用追蚀等药，坚核虽消，痛伤元气，疮口不合。余用八珍汤、地黄丸，两月而敛。后不守禁忌，又且攻毒，以致屡发，元气日虚而殁。古人云：善服药不若善保养。信夫！（《保婴撮要·卷十四·痔疮》）

一小儿，生下有痔疮，三岁后作痛，服化毒丹、犀角丸，以治大肠之火，更腹痛作泻，咬牙呵欠。仍欲治火。余曰：呵欠咬牙，属肝经之证。《内经》云：因而饱食，筋脉横解，肠澼为痔。此禀肝火为患。儿服地黄丸，母服逍遥散加漏芦而愈。（《保婴撮要·卷十一·胎毒疮疡》）

1. 愈风丹

治诸风肢体麻木、手足不随等症。

天麻　牛膝同酒浸，焙干　萆薢另研细　玄参各六两　杜仲七两　羌活十四两　当归　熟地黄自制　生地黄各一斤　独活五两　肉桂三两

上为丸，炼蜜丸桐子大。常服五七十丸，病大至百丸，空心食前，温酒或白汤下。（《内科摘要·卷下·各证方论》）

2. 滋肾丸

治热在血分，不渴而小便不利，或肾虚足热，腿膝无力，不能履地。

知母　黄柏各酒炒，各二两　肉桂二钱

上各另为末，水丸桐子大。每服二百丸，空心白滚汤下。（《内科摘要·卷下·各证方论》）

3. 四味肥儿丸

治诸疳发热，目生云翳，口舌生疮，或牙龈腐烂，肌肉消瘦，遍身生疮等症，与地黄丸兼服。

黄连炒　芜荑炒　神曲炒　麦芽炒，各等份

上各为末，水糊丸桐子大，每服二三十丸，空心白汤下。（《内科摘要·卷下·各证方论》）

4. 花蕊石散

硫黄上色明净者，四两　花蕊石一两

上各为末，拌匀，先用纸筋和盐泥固济瓦罐一个，泥干入药，仍用泥封口，候干，用炭周叠煅赤，罐冷取出为细末。每服一钱，童便、酒下。（《内科摘要·卷下·各证方论》）

5. 阿魏膏

治一切痞块，更服胡连丸。

羌活　独活　玄参　官桂　赤芍药　川山甲　生地黄　两头尖　大黄　白芷　天麻_{各五钱}　槐柳桃枝_{各三钱}　红花_{四钱}　木鳖子_{二十枚，去壳}　乱发_{如鸡子大一块}

上用香油二斤四两，煎黑去粗，入发煎发化，仍去粗，徐下黄丹煎，软硬得中，入芒硝、阿魏、苏合油、乳香、没药各五钱，麝香三钱，调匀即成膏矣。摊贴患处，内服丸药。黄丹须用真正者效。用热熨斗熨良久，如硝耗再加，熨之二时许，方贴膏药。若是肝积，加芦荟末同熨。(《内科摘要·卷下·各证方论》)

7. 地骨皮散

治骨蒸潮热，自汗，咳吐腥秽稠痰。

人参　地骨皮　柴胡　黄芪　生地黄_{各一钱半}　白茯苓　知母_炒　石膏_{煅，各一钱}

作一剂，水二盅，煎八分，食远服。(《外科发挥·卷四·肺痿肺痈》)

8. 大芦荟丸

治疳杀虫，和胃止泻。

胡黄连　黄连　白芜荑_{去扇}　芦荟　木香　青皮　白雷丸_{破开，赤者不用}　鹤虱草_{微炒，各半两}　麝香_{二钱，另研}

上为末，粟米饭丸，绿豆大。每服一二十丸，米饮下。(《外科枢要·卷二·论瘰疬四》)

9. 清肝解郁汤

治肝经血虚风热，或肝经郁火伤血，乳内结核，或为肿溃不愈。凡肝胆经气血不和之证，皆宜用此药。

人参_{一钱}　柴胡_{八分}　白术_{一钱五分}　牡丹皮_{八分}　茯苓_{一钱}　陈皮_{半分}　甘草_{五分}　当归_{一钱五分}　贝母_{一钱}　川芎_{八分}　山栀_炒　芍药_炒　熟地黄_{各一钱}(《外科枢要·卷二·论乳痈乳岩结核八》)

10. 桔梗汤

治肺证咳嗽，胸膈两胁作痛，咽干口燥，烦闷作渴，时出臭浊。

桔梗炒　贝母去心　当归酒浸　瓜蒌仁　枳壳麸炒　薏苡仁　桑白皮炒　甘草节　防己去皮，各一钱　黄芪盐水拌，炒　五味子捣，炒　百合蒸，各一钱五分　葶苈炒　地骨皮　知母炒　杏仁各五分

上姜枣水煎服。(《外科枢要·卷二·论肺疽肺痿十》)

11. 换肌消毒散

治时疮，不拘初起溃烂。

土茯苓五钱　当归酒洗　白芷　皂角刺　薏苡仁各一钱　白鲜皮　木瓜不犯铁器　木桶　金银花各七分　炙草五分

上水煎服。(《外科枢要·卷二·论天疱疮十六》)

12. 豆豉饼

治疮疡肿痛，硬而不溃，及溃而不敛，并一切顽疮恶疮。用江西豆豉饼为末，唾液和作饼子，如钱大，厚如三文，置患处，以艾炷于饼上灸之，干即易之。如背疮，用漱口水调作饼，覆患处，以艾铺饼上灸之，如未成者即消，已成者亦杀其大毒。如有不效，气血虚败也。(《外科枢要·卷二·论多骨疽二十》)

13. 补阴八珍汤

治瘰疬等疮，属足三阴虚者。

当归　川芎　熟地　芍药　人参　白术　茯苓　甘草　黄柏酒炒黑　知母酒炒，各七分

上水煎服。(《外科枢要·卷三·论囊痈二》)

14. 四生散

治臁腿，疮淫不愈；或目昏花，名肾脏风。并治疗风癣疥癞血风疮证。

白附子真者，生用　黄芪　独活　蒺藜各等份

上为末，每服二钱，用猪腰子一枚，批开入药，湿纸包裹煨熟，空心连腰子细嚼，盐汤送下。(《外科枢要·卷四·治疮疡各证附方》)

15. 清燥汤

治元气虚弱，湿热乘之，肢体酸软；或头目眩晕，饮食少思，口干作渴；或自汗盗汗，胸满气促，小便赤少，大便不调等症。

黄芪一钱五分　五味子九粒　黄连二分　苍术　白术　麦门冬　生地黄　陈皮　泽泻各五分　茯苓　人参去芦　当归酒洗　升麻各三分　神曲炒　猪苓　柴胡　炙草各二分　黄柏酒炒，三分

上水煎服。（《外科枢要·卷四·治疮疡各证附方》）

16. 《宝鉴》换肌散

治疠风久不愈，或眉毛脱落，鼻梁崩坏，不月奏效如神。

白花蛇　黑花蛇各三两，酒浸　地龙去土　当归　细辛　白芷　天麻　蔓荆子　威灵仙　荆芥穗　菊花　苦参　沙参　木贼草　白蒺藜炒　不灰木　甘草　天门冬去心　赤芍药　九节菖蒲　定风草　何首乌不犯铁　胡麻仁炒　草乌炮，去皮、脐　川芎　苍术　木鳖子各一两

上各为末，每服五钱，温酒调下，食后，酒多尤妙。（《疠疡机要·上卷·本证治验》）

17. 《易老》祛风丸

治疥癞风疮。

黄芪　枳壳炒　防风　芍药　甘草　地骨皮　枸杞子　熟地黄　生地黄各酒拌，杵膏

上各另为末，入二黄膏，加炼蜜丸桐子大。每服七八十丸，白汤下。（《疠疡机要·上卷·本证治验》）

18. 四物二连汤

治血虚五心烦热，昼则明了，夜则发热。

当归　生地黄　白芍药炒，各一钱　川芎七分　黄连炒，五分　胡黄连三分

上每服五钱，水煎。（《疠疡机要·中卷·续治诸证》）

19. 胡麻散

治风热瘾疹瘙痒，或兼赤晕寒热，形病俱实者。

胡麻一两二钱　苦参　荆芥穗　何首乌不见铁器，各八钱　威灵仙　防风　石菖蒲　牛蒡子炒　甘菊花　蔓荆子　白蒺藜炒，去刺　甘草炒，各六钱

上每服三钱，酒调。（《疠疡机要·中卷·续治诸证》）

20. 抑肝散

治肝经虚热发搐，或痰热咬牙，或惊悸寒热，或木乘土而呕吐痰涎、腹胀少食、睡卧不安。

软柴胡 甘草各五分 川芎八分 当归 白术炒 茯苓 钩藤钩各一钱

上水煎，子母同服。如蜜丸，名抑青丸。（《保婴撮要·卷四·目证》）

21. 柴胡栀子散—名栀子清肝散

治三焦及足少阳经风热发热，耳内作痒生疮或出水疼痛，或胸乳间作痛，寒热往来。

柴胡 栀子炒 牡丹皮各一钱 茯苓 川芎 芍药 当归 牛蒡子炒，各七分 甘草三分

上水煎服。（《保婴撮要·卷四·耳证》）

22. 秘旨安神丸

治心血虚而睡中惊悸，或受吓而作。

人参 半夏汤泡 酸枣仁炒 茯神各一钱 当归酒洗 橘红 赤芍炒，各七分 五味子五粒，杵 甘草炙，三分

上为末，姜汁糊丸芡实大。每服一丸，生姜汤下。（《保婴撮要·卷五·咬牙》）

23. 虾蟆丸

治无辜疳证，一服虚热退，二服烦渴止，三服泻痢住。

蟾蜍一枚，夏月沟渠中，腹大，不跳，不鸣，身多癫缧者。

上取粪蛆一杓置桶中，以尿浸之，桶上要干，不令虫走出，却将蟾蜍扑死，投蛆中食一昼夜，以布袋盛置，浸急水中一宿取出，瓦上焙为末，入麝一字，粳米饭揉丸麻子大。每服二十丸，米饮下。（《保婴撮要·卷五·癖块痞结》）

24. 《圣济》犀角地黄汤

治伤寒温病失于表汗，致内有瘀血，吐血，面色黄，大便黑，及疮痘出，多以此解之。

犀角 牡丹皮各一两 生地黄八钱 赤芍药七钱

上每服二钱，水煎服。(《保婴撮要·卷八·便血尿血》)

25. 解毒散

治一切毒疮，风疹痒痛。

大黄　黄柏　山栀　寒水石<small>各等份</small>

上为末，水调搽。若破而脓水淋漓，用当归膏或清浊油调，尤善。(《保婴撮要·卷十一·胎毒疮疥》)

26. 如圣饼

治流注及一切疮疡不能消散，或溃而不敛。

乳香　没药　木香　血竭　当归<small>各等份</small>　麝香<small>减半</small>

上为末，用酒糊和饼二个，乘热熨之。毒疮加蟾酥。(《保婴撮要·卷十二·流注》)

27. 托里散

治疮疡因气血虚，不能起发腐溃收敛，及恶寒发热，宜用此补托之。

人参<small>气虚倍用</small>　黄芪<small>炒，各五分</small>　当归<small>血虚倍用</small>　白术<small>倍用</small>　茯苓　芍药<small>酒炒，各五分</small>　熟地黄<small>二钱，生者自制</small>

上作二三剂，水煎服。(《保婴撮要·卷十三·胁痛》)

28. 大防风汤

治鹤膝风，肿痛不消，或溃而不敛。

附子<small>炮</small>　牛膝<small>酒炒，各一钱</small>　白术　羌活　人参　防风<small>各二钱</small>　杜仲<small>去皮，姜制</small>　川芎　肉桂<small>去皮</small>　黄芪<small>炒</small>　熟地黄<small>自制</small>　芍药<small>炒，各一钱五分</small>　甘草<small>一钱</small>

上每服三五钱，水煎，仍量儿大小用之。(《保婴撮要·卷十三·鹤膝风》)